吃出好睡眠

紓壓助眠飲食

好好睏！營養師 量身訂做的

作者／陳小薇
食品科學博士

U0012604

台灣大學食品科技研究所終身特聘教授

蔣丙煌 教授

前衛生福利部部長
(任期 2014 年 10 月 -2016 年 5 月)

　　每個人都希望有健康的身體,也知道追求健康必定要從飲食、休息、運動著手。然而,並非每個人都能夠利用正確的飲食,攝取適當的營養,且能獲得足夠的休息。其實,生活中最重要的休息模式即是睡眠,睡眠品質好壞與許多慢性疾病息息相關,而現代人的生活形態又容易導致不正常的作息與飲食,以致於無法獲得足夠的睡眠,長此以往將會對身體健康有著嚴重影響。

　　另外,根據衛福部的統計,國人安眠藥使用量逐年增加,顯示近年遭受失眠困擾的人越來越多,食品博士陳小薇營養師是我的學生,透過不同面向觀點以及實際案例,希望讓讀者藉由書中傳遞的資訊,認識到正確的生活習慣、多元的均衡飲食,進而擁有優質的睡眠品質,一個健康圓滿的人生。書的內容結合食物學理、食物營養及實作食譜,還有日常會遇到的各種問題,予以解答剖析並且提供建議。希望引導讀者輕鬆閱讀之餘,也能很容易的身體力行。

國立台灣海洋大學食品科學系

林泓廷 副教授

午後

　　某天午後，在台北市迪化街的餐廳裡，小薇看著桌上的佳餚，興高采烈的介紹著店內的料理。我靜靜聽她如數家珍的介紹食材，細心的解說食物烹調方式及營養價值，內心想著「真的是專業且稱職的營養師」。

　　美國疾病管制局（Centers for Disease Control and Prevention, CDC）及世界衛生組織 (World Health Organization, WHO) 再三強調，結合均衡的飲食、定期的身體活動及充足的睡眠，是健康的基石。而這些要件，常在緊湊的生活中被忽略，進而影響人的健康。

　　小薇是一個熱愛工作且認真享受生活的人。書中一張張精美的食物佳餚照片，一道道精心製備的食譜，是小薇分享她健康生活祕訣的方式。深入淺出的文字說明，是小薇在營養師的專業領域中，多年實務經驗的產物。

　　祝 好吃、好睡、好健康。

中國醫藥大學營養學系

徐國強 教授

　　睡眠品質好壞與許多慢性疾病習習相關，如高血壓、糖尿病及肥胖等。現代人忙碌的工作及生活，容易導致飲食、作息、情緒的不正常，因此欲求一夜好眠而不可得。如此惡性循環不僅使工作效率降低，更對身體健康有負面影響。

　　「衛福部食藥署」統計國人安眠藥使用量每年超過三億顆，顯示近年失眠的人口越來越多，但過度依賴藥物對身體的負作用是眾所週知的。過去坊間常有以溫牛奶、簡易伸展運動來幫助入睡，但並非人人見效。在分子生物及營養代謝發展成熟之際，用飲食來改善睡眠確實是講究效果又不傷身體的良方。

　　食品博士陳小薇營養師運用她的專業，設計出一道道美味的舒眠食譜，並將營養理論深入淺出地融合在書中，相信對所有講究睡眠品質或是飽受失眠困擾的朋友，能幫助你夜夜好眠。

輔仁大學餐旅管理學系

林希軒 副教授

陳老師以她食品科學博士的背景及多年從事於營養品產業工作的經驗，從學理出發，卻又毫無障礙的引導讀者深入淺出的認識正確的營養及代謝觀念。因此有別於坊間或網路多以個人經驗、見證式的浮誇說法或是人云亦云的模糊案例，本書比較像是普科營養學及精美設計的食譜結合。

本書的敘述方式讓讀者閱讀起來就好像在聽陳老師專業又甜美的聲音上課，在輕鬆的氛圍中吸收知識，了解與舒壓及睡眠有關的營養素。書中清楚讓我們知道影響睡眠品質的褪黑激素與血清素(快樂賀爾蒙)的關係，了解到只有透過均衡的飲食(特別是蛋白質)來取得合成血清素的必需胺基酸及各類營養素；因此透過陳老師設計的菜單，讀者可以輕鬆掌握到這些營養素的攝取。這也帶出本書一大特色，就是提供 40 道有助於減壓及睡眠的菜單；菜單內容都是隨手可得的食材，其中清楚的食材份量跟製作步驟的說明，讓不論是忙碌的上班族、壓力大的學生或為一家操勞的媽媽都可以很容易的製備。

總之，這是一本很棒的書，適合在書桌或廚房閱讀及實踐的書。

經濟部參事

傅偉祥

自古食眠二者為養生之要務，吃得下飯、睡得著覺是遠離疾病之鑰。五代睡仙陳摶詩云「常人無所重，惟睡乃為重。舉世皆為息，魂離神不動。覺來無所知，貪求心愈濃。堪笑塵中人，不知夢是夢。至人本無夢，其夢本遊仙。真人本無睡，睡則浮雲煙。爐里近為藥，壺中別有天。欲知睡夢裡，人間第一玄。」可知安眠之重要。

小薇博士是具食品及營養之專長，以其專業為時下安眠提供一條終南捷徑，以平衡生活、有效紓壓、均衡飲食及適度運動，吃出好睡眠，文中介紹紓壓助眠的營養素，豐富食療菜單，以簡淺易懂之敘述，提供簡單易行方法，用營養配方提升代謝力，實乃有效提供安眠養生一貼妙方。

《我的美味地圖—發現台好食材》作者

趙敏夙

資深美食記者

認識小薇約有十年，以前就覺得好奇，她擔任行銷工作，同時兼顧博士班的課業，但始終笑臉盈盈，文雅有條理，後來，再看她轉換到外商公司，取得食品技師執照，變得更成熟，但依舊舉重若輕，均衡自在，彷彿各種壓力到她身上總能化解，看了她的新書，恍然大悟，原來「吃好、睡好、運動」是她的三大秘訣。

身為一個資深飲食文化工作者，也是忙碌的職業婦女，兩個青春期孩子的母親，我一直相信「懂吃」是現代人應該具備的生活力，追求身心健康的生活，從飲食開始。小薇的新書，直指各種文明病，和飲食與睡眠息息相關，她用淺顯易懂的文字與簡單上手的食譜，幫助我們更了解身體的運作，而且願意試試看，我已經迫不及待地想要將新書分享給親朋好友，因為了解自己的健康，養成好習慣，愈早開始愈好！

台灣大學食品科技研究所

沈立言 教授

特聘教授兼食品與生物分子研究中心主任

因為生活型態的轉變，現代人忙碌的工作及生活，容易造成飲食不當、作息不正常、情緒的不穩定，累積下來喪失一夜好眠。經過長期的惡性循環，更是對身體健康有負面影響。

小薇博士以食品科學及營養的專業，設計出簡單易作，兼顧美味的食譜，並將營養理論融合在書裡，讓讀者透過書中傳遞的資訊，認識到正確的生活習慣、多元的均衡飲食，進而擁有優質的睡眠品質，擁有健康的身體！推薦這本講述均衡飲食、健康生活、優質睡眠的精彩好書，解決現代人忙碌下所造成身心不平衡的問題，真正從書裡得到幫助自己或親友的善知識。

大成集團副總裁

韓家寅

如何紓壓對現代人是很重要的課題。

我發現身邊很多企業高階主管都有面臨壓力太大、睡眠品質不好的情形，小薇新書從均衡營養達到釋放壓力改善睡眠的功效，是很新的看法與突破。新書中很高興看到了專業營養師使用了雞蛋、雞肉、海鮮等製作食譜，用優良的蛋白質幫助身體修復、紓減壓力。

多年來，我們一直致力於提供從農場到餐桌，有完整溯源及檢驗的肉蛋水產食品，正確的飲食教育應該多多推廣到各年齡層。小薇以年輕的後起之秀，看到消費大眾的需求，找到文明病的源頭，並且提供專業可行的建議，在此推薦，並祝福有更多人能從書中得到健康。

作者序

陳小薇

　　現代人忙碌工作及緊湊生活下，不當飲食以及不正常作息累積的健康危機，導自很多現代文明病，如：三高、失眠、憂鬱…等，這些狀況其實源自於吃不好、睡不好，日積月累所造成，因此，小薇希望以自身的經驗及產業歷練，轉化成容易理解的文字、圖片、食譜，分享給每位朋友，並且以不同的方式解說「好好吃、吃好好；好好睡、睡好好」這件事情，誠摯希望每位讀者朋友，輕鬆建立正確的生活態度、均衡營養的擇食，並且無負擔無壓力的身體力行，以飲食為起點出發、觸及全方位的生活實踐，希望大家好吃好睡、擁有幸福快樂的健康人生！

　　感謝諸位協助小薇的良師益友，讓小薇有機會與大家分享！

目錄

chapter 4
利用好的飲食習慣改變睡眠品質

chapter 5
舒眠魔法食譜

chapter 6

外食、應酬要避免的睡眠殺手

chapter 7

關於紓壓助眠的 Q&A

附錄

chapter 1

睡眠時候的
身體代謝機制

關鍵睡眠機制，
一覺天明的秘密

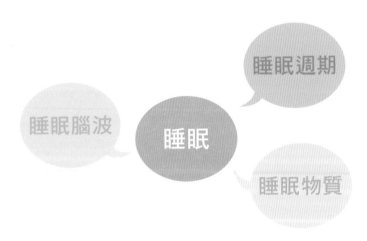

早期科學家對於睡眠這件事情，有很多的理論及假設研究，隨著時代演進以及科技進步，發明出記錄大腦活動的儀器設備，睡眠的神秘面紗才逐漸被揭開，在此部分的研究指出，有三大部分與睡眠息息相關，分別是 A. 睡眠腦波 B. 睡眠週期 C. 睡眠物質，深入了解這三大部分的關鍵點，就可以輕鬆好眠一晚。

✚ 來自大腦的睡眠訊息 - 睡眠腦波

　　人體的感知來自神經細胞（neurons）的活動，大腦中有許多的神經細胞，彼此之間利用帶電離子，互相傳遞訊號，這些匯總起來的電訊號，就是我們所謂的腦波（brainwave）；首次在 1920 年代被德國科學家發現並記錄下來，正式於 1929 年發表於期刊文獻上，也將記錄下來的大腦神經細胞所傳遞的電訊號，稱為腦電波圖 (EEG; electroencephalogram)。

　　不同的大腦活動，所形成的腦電波圖也不同，依照科學家陸續的發現，可以將腦波分為主要的五種：δ 波 (delta)、θ 波 (theta)、α 波 (alpha)、β 波 (beta)、γ 波 (gamma)，依據不同定義也有其他的腦電波圖。

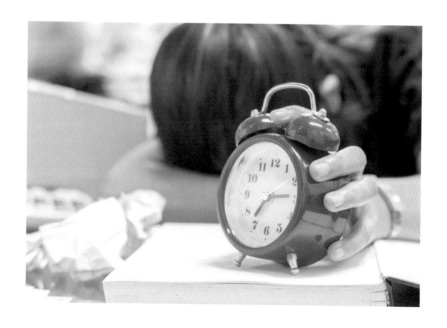

腦波種類	圖形	生理狀態	意識狀態
δ 波 (delta)		深層睡眠；又稱為腦睡眠	無意識
θ 波 (theta)		高度接受外界訊息	潛意識
α 波 (theta)		身體放鬆；又稱為身體睡眠，對時間及空間無法感知	界於潛意識與意識之間的連結期；又稱為橋梁意識
β 波 (beta)		清醒且注意力集中；對時間及空間可以感知	意識
γ 波 (gamma)		處於活躍狀態	警戒及警覺

1 秒

如何利用腦波準備入睡呢？

在人體的生理機制裡，每當雙眼閉上之後，大腦中的腦波將自動轉換為 α 波，同時身體也逐漸放鬆，開始進入準備睡眠的狀態，所以入睡準備前，請好好閉上眼睛，讓身心沉澱下來，相信很快就可以進入睡眠週期。

✚ 階梯式的入睡循環 - 睡眠週期

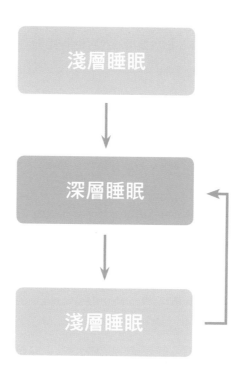

　　睡眠有不同階段，會從淺層睡眠進入深層睡眠，再由深層睡眠回到淺層睡眠，形成數次循環，配合這種睡眠週期性的循環，科學家在 1950 年代發現了眼睛在不同的睡眠階段，有不同的轉動反應，主要分為快速動眼期（REM; rapid eye movement）以及非快速動眼期（NREM; non- rapid eye movement），而這樣的生理反應也作為日後評估睡眠的重要生理指標之一。

快速動眼期 REM; rapid eye movement

　　快速動眼期顧名思義，眼睛在這個睡眠階段，會呈現快速轉動的樣子，腦波處於清醒至淺層睡眠之間，大腦活動處於活躍期，但是相對的身體肌肉放鬆，處於身體休息的狀態，可以視為身體睡眠，在這個階段容易作夢，而且甦醒後，對於夢境的內容也能有深刻的印象。

非快速動眼期 NREM; non- rapid eye movement

　　在此指的是處於快速動眼期的其他狀態，又可以再細分為 4 個階段，大腦活動處於不活躍的狀態，加上身體肌肉放鬆，呼吸、心跳減緩以及血壓降低…等，可以視為大腦睡眠，合併身體同樣處於休息狀態；此時，也會有作夢的現象產生，但是由於大腦活動不活躍，因此，醒來後對於夢境的內容不會有深刻的印象。

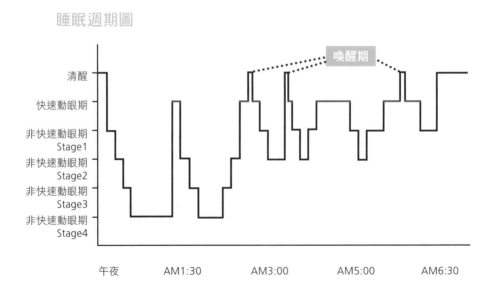

睡眠週期圖

睡眠週期會由

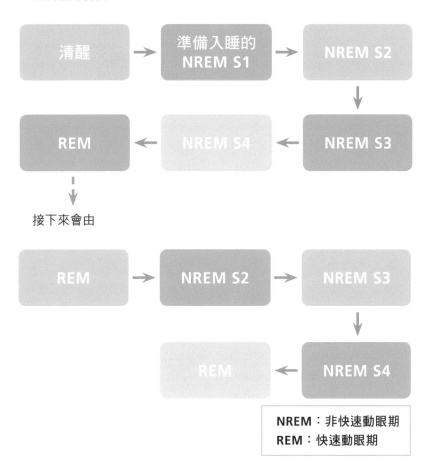

接下來會由

重覆進行循環，一次循環約 60~120 分鐘因人而異，大部分研究將一次循環視為 90 分鐘；接下來一個夜晚裡 REM 與 NREM 交替循環，會進行 4~6 次循環左右。

因為非快速動眼期（NREM; non- rapid eye movement）的 S3 及 S4，身體已經全然放鬆，進入深層睡眠狀態，在此時刻會出現特徵性腦波模式，大波高振幅、緩慢低頻率的 δ 波 (delta)，所以這個階段也被稱為慢波睡眠（SWS; slow-wavesleep），身體的各項生理指表標，如呼吸、心跳、血壓都會是一天中的量測的最低點。

非快速動眼期（NREM; non- rapid eye movement）

睡眠週期	睡眠階段	腦波	進入睡眠的時間	生理狀態
Stage 1	感覺想睡	α 波 (alpha)	剛開始啟動睡眠	容易被喚醒，呼吸及心跳漸趨減緩
Stage 2	淺層睡眠	θ 波 (theta)	睡著後；過渡到深層睡眠	身體肌肉放鬆，逐漸喪失對外界環境知覺以及感受
Stage 3 Stage 4	深層睡眠；慢波睡眠	介於 δ 波 (delta)~θ 波 (theta) 之間	睡眠週期前 3 個小時，隨著睡眠週期循環所占時間比例逐漸變少	身體分泌生長激素，並且進行修復工作；短期記憶也會在此時期轉換為長期記憶

快速動眼期（REM; rapid eye movement）

睡眠 階段	腦波	進入睡眠的 時間	生理狀態
深層睡眠與覺醒的銜接期間	介於 α 波 (alpha)~θ 波 (theta) 之間	睡眠週期的末段，約在進入睡眠後的 80~90 分鐘，隨著睡眠週期循環所占時間比例逐漸變多	大腦活躍，夢境鮮明；眼睛快速轉動，身體肌肉放鬆，進行身體睡眠

　　控制睡眠品質的好壞，主要決定在睡眠週期，一次的睡眠週期約 90 分鐘，在進入到快速動眼期的時候，是屬於深層睡眠與覺醒的銜接期間，因此，在這個時候容易受到外界影響而醒過來，如果睡眠週期一直被中斷，就會讓身體無法順利進入深層睡眠，造成睡眠的品質不好，導致即使睡很久，也會覺得精神不濟，身體很疲憊。

✚ 喚起濃濃的睡意 - 睡眠物質

　　「睡眠物質」是人體的代謝物或是所攝取的營養素，可以在食物中發現的有褪黑激素的原料：色胺酸、GABA、甘胺酸，在後面的章節中會再介紹。

名稱	英文名稱	生理功能
γ - 氨基丁酸	GABA; γ -Aminobutyric acid	抑制神經興奮
氧化型穀胱甘肽	GSSH;oxidized glutathion	間接抑制神經興奮
前列腺素 D2	PGD2;Prostaglandin D2	強力誘發睡眠
食慾素	Orexin	覺醒、清醒
褪黑激素	Melatonin	助眠、調節生理時鐘
血清素	Serotonin	調節心情、食慾、睡眠
色胺酸	Tryptophan	血清素前趨物
深眠誘發肽	DSIP; delta-sleep-inducing peptide	誘發睡眠、調節體溫、降低血壓
尿苷	Uridine	誘發睡眠

具代表性的睡眠物質

睡眠物質泛指的是能引起睡意、促成睡眠的物質，包括神經胜肽、荷爾蒙、腺苷、前列腺素以及細胞激素…等，部分睡眠物質能夠直接抑制神經興奮，而部分睡眠物質則是以間接的方式，自己本身活化抑制神經興奮的物質作用，進而達到抑制神經興奮的結果，最後誘發睡眠機制；在此補充說明，當人活動一天之後，身體會感到疲倦想睡，其實這也是部份睡眠物質造成的生理反應，科學研究指出當身體活動產生的代謝物質，會隨著時間逐漸在身體內累積，累積到達一定濃度後，就會啟動睡眠機制，讓身體能夠有時間代謝掉這些物質，而這些成分物質也被稱為睡眠物質。

· γ- 氨基丁酸（**GABA; γ-Aminobutyric acid**）

γ- 氨基丁酸能夠抑制神經興奮，尿苷（Uridine）則能促進 GABA 作用；相反的另外一組，麩胺酸（Glutamic acid）是一種神經興奮的物質，會被氧化型穀胱甘肽（GSSH; Oxidized glutathion）給抑制住，氧化型穀胱甘肽是源於穀胱甘肽（GSH; Glutathione），穀胱甘肽是人體的重要抗氧化劑，能夠保護身體不被自由基傷害，當穀胱甘肽被氧化後，就形成氧化型穀胱甘肽，抑制麩胺酸的作用，間接抑制神經興奮。

· 前列腺素 D2（**PGD2;Prostaglandin D2**）

前列腺素 D2，也被發現大量產生在大腦，而且與大腦中的睡眠調節有關，當前列腺素 D2 在前腦基底部與受器結合後，會進一步促使名為腺苷的物質開始作用在腹外側視前區，誘導先前有提到的 γ- 氨基丁酸開始作用，γ- 氨基丁酸本身能夠抑制神經興奮，讓在這個機制裡扮演提神的組織胺受到抑制，開啟生理反應趨向睡眠的方向進行。

關於睡眠物質的研究，科學家一直不遺餘力進行中，陸續發現作用機制以及生成機轉；在這篇章結的最末端，再跟大家介紹被歸屬為神經賀爾蒙的食慾素（orexin）及褪黑激素（Melatonin）。

· 食慾素（Orexin）

食慾素最早發現與促進攝食行為產生有關，後來發現在睡眠調控中也扮演重要的角色，食慾素本身是極度興奮神經的物質，因此，當食慾素與食慾素受體結合後，身體就會產生覺醒、警覺以及清醒的生理反應，所以當人體缺乏食慾素或食慾素受體失去正常作用，就會有想睡的慾望，嚴重的食慾素調節失常，就會產生嗜眠或猝睡症，即使在重要會議場合也會突然陷入昏睡。

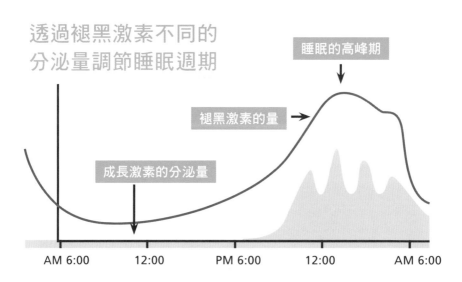

透過褪黑激素不同的
分泌量調節睡眠週期

睡眠的高峰期

褪黑激素的量

成長激素的分泌量

AM 6:00　　　12:00　　　PM 6:00　　　12:00　　　AM 6:00

- **褪黑激素（Melatonin）**

褪黑激素具有幫助睡眠的作用，從色胺酸（Tryptophan）經過化學作用轉換成血清素（Serotonin），最後變為褪黑激素，待在暗處或是夜間時刻，褪黑激素就會開始分泌，累積一定濃度就會產生睡意，另外，褪黑激素與光線相關的生理節律彼此相關聯，正常人在深夜時刻褪黑激素分泌會是最大量，天亮之後，褪黑激素的分泌將會受到抑制，這樣的生理節律也就是我們稱呼的「生理時鐘」，因此，如果睡前眼睛接受到強烈光線刺激，如波長 450nm 的藍光，就會影響褪黑激素的分泌，進而影響生理節律，造成睡眠週期往後遞延，不容易入睡的狀況。這也是為什麼，建議睡前最好遠離手機…等 3C 電子產品，主要就是避免 3C 電子產品的藍光干擾睡意的產生；補充說明一點，褪黑激素在歐美已經被當成輔助睡眠的食品販售，但是目前台灣仍未將褪黑激素列為合法使用，所以現階段大家不妨透過良好的營養補充，如褪黑激素的原料色胺酸、維持良好的睡前習慣以及舒適的睡眠環境布置，如此一來也能擁有好的睡眠品質！

1-2

睡不好的影響力，遠超乎你的想像

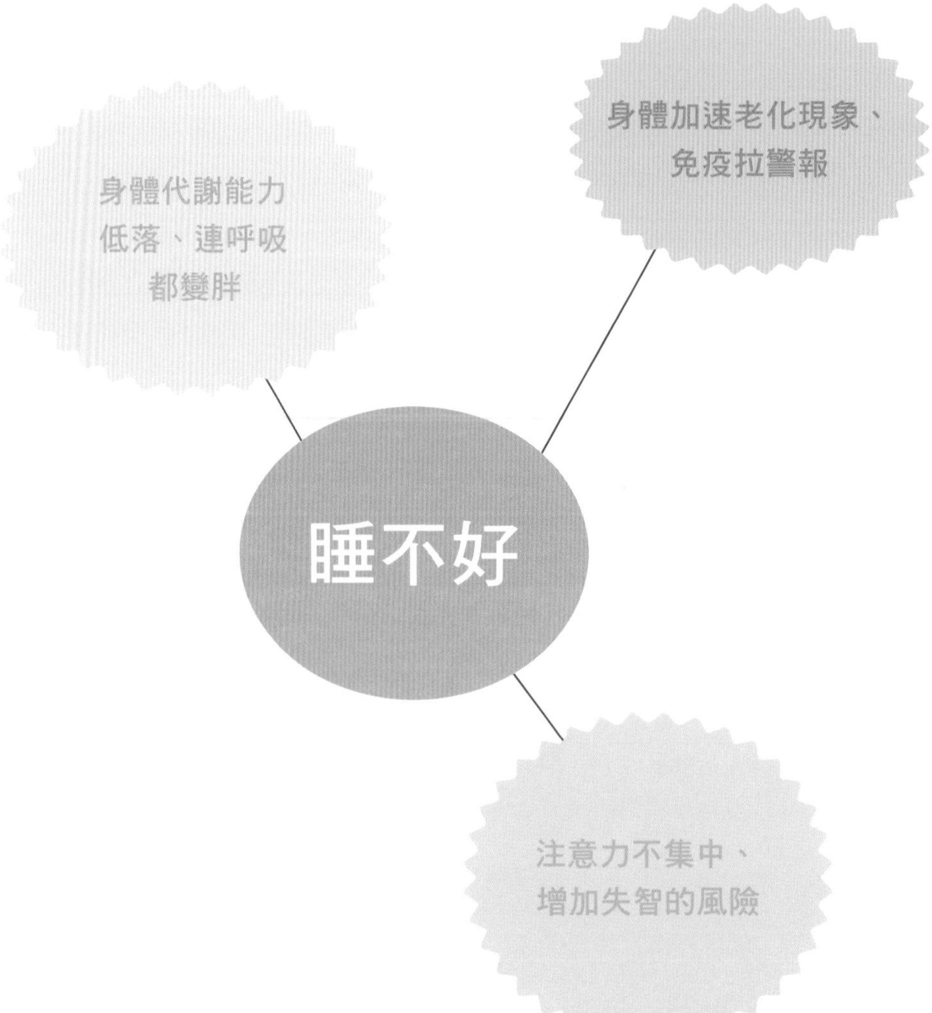
身體加速老化現象、
免疫拉警報
身體代謝能力
低落、連呼吸
都變胖
睡不好
注意力不集中、
增加失智的風險

在一天的活動中，睡眠幾乎占掉約三分之一的時間，不論是消除生理上的疲倦，抑或是受損組織的修復，都會在睡眠這個時間開始進行，越來越多科學研究顯示，睡眠跟疾病有著很大的關聯性，長期性的睡眠品質不好，有高風險的腫瘤、糖尿病發生機會，以及記憶力衰退、免疫力下降、代謝力變緩，甚至心情低落、憂鬱症有正相關性。

✛ 注意力不集中、增加失智的風險

大家是否有經驗在睡不好的那段時間，對於前天發生的事情，只有片段的記憶，或是學習到的新資訊、新技能，總是覺得卡卡的，不是很熟練、沒有一點就通以及如有神助的感覺！究竟為什麼睡眠與記憶力有這麼大的關係呢？答案就在前篇為大家介紹的睡眠週期中，在深層睡眠的階段，身體會分泌生長激素，進行著身體內組織的修復工作；就在同時，白天活動時候的短期記憶，也會在此時期經過修切剪裁轉換為長期記憶，研究也顯示睡眠確實能夠有效將記憶保留，如果切的更細來說，一夜睡眠的前半段，以深層睡眠占比比較多，接觸新鮮事物的零散記憶，會被重新整合，進入一夜睡眠的後半段之後，快速動眼期占比增多，腦波以 α 波為主又被稱為學習波，大腦處於活躍狀態，此階段舊有記憶、新進記憶以及記憶當時的情緒波動，會產生永久性連結，這也是為什麼有許多睡眠學習法的倡議者，特意在睡前學習獲取資訊，希望透過睡眠的轉換，讓學習記憶能永久留存。

古代的人將睡眠當作是身體中毒後，進行解毒的過程，當一覺醒來，原本疲倦不堪的身體，重新注入活力，恢復動力以及元氣；近代的人則將當作是大腦進行的排毒 SPA；當細胞老化後會產生錯誤訊息，錯誤訊息造成蛋白質不正常摺疊，進而沉積在身體組織中，這種不可溶的纖維狀蛋白質，被稱為類澱粉蛋白 (Amyloids)，尤其在大腦區域，當腦細胞老化後，會產生 β 類澱粉蛋白 (β-amyloids) 在附近沉積，科學研究發現大量類澱粉蛋白沉積在腦部的現象，出現在阿茲海默症的患者身上，由此推論，澱粉蛋白沉積可能是導致腦部功能退化障礙的原因，再進一步探究，當人睡眠後醒來，澱粉蛋白沉積會減少、澱粉蛋白濃度也減少，顯示大腦具有在睡眠時候清理澱粉蛋白沉積的能力，活化大腦運作。好好睡一覺吧！短期能讓注意力集中、加強學習效果，長期則能避免失智的症狀悄悄找上門喔！

* 阿茲海默症（AD; Alzheimer's disease）或稱失智症、老人失智症，是一種發病進程緩慢、隨著時間不斷惡化的持續性神經功能障礙。

✚ 身體加速老化現象、免疫拉警報

　　人體生理功能正常運作的三大系統是內分泌系統、神經系統以及免疫系統，人體的老化與內分泌系統的荷爾蒙（Hormone）密切相關。荷爾蒙是人體內分泌腺所分泌的化學物質，藉由體液或血液的傳送在人體各個部位相對應的荷爾蒙受器結合，產生特異性的生理作用，調節各項生理功能。

荷爾蒙名稱	內分泌腺	備註
生長激素	腦下垂體	
生長激素	腦下垂體	
甲狀腺素	甲狀腺	
脫氫異雄固酮	腎上腺	又稱抗壓力賀爾蒙
性荷爾蒙	卵巢與睪丸	即為雌激素、睪固酮

荷爾蒙與老化有著非常密切的關係，分別列出代表性的賀爾蒙：A. 生長激素、B. 褪黑激素、C. 甲狀腺素、D. 脫氫異雄固酮，以及 E. 性荷爾蒙；雌激素、睪固酮。

生長激素（HGH; human growth hormone）

負責調節體內的新陳代謝，如蛋白質、脂肪及碳水化合物…等調控，達到刺激身體增加蛋白質合成能力，並且在降低體脂肪的同時，也增加肌肉的份量，所以在生長階段扮演很重要的角色。對於體內組織也有修復的效果，例如：增加骨質避免或改善骨質疏鬆症、維護心臟血管功能、讓皮膚具光澤及彈性、提升免疫系統的功能。

褪黑激素（Melatonin）

能夠調節生理時鐘，幫助入眠，抑制交感神經的興奮性，具有的生理功能，能讓血壓下降、心跳減緩，讓器官得以休息，也具有加強免疫功能的效果。

甲狀腺素（T4; Thyroid hormones）

具有促進新陳代謝、神經興奮的特性、另外，分別與生長激素、腎上腺素協同作用，可以促進生長發育、調節體溫；在遭遇寒冷的環境時，透過身體產熱的方式來調節體溫。

脫氫異雄固酮（DHEA; Dehydroepiandrosterone）

促進新陳代謝與組織修復再生的功能，近期有研究指出脫氫異雄固酮能改善代謝症候群。

性荷爾蒙（Sexhormone）

雌激素（Estrogen）、睪固酮（Androgen），協助性徵成熟，生殖系統維持正常的功能及生理作用。

當睡眠不足或是睡眠品質不好，這些重要的內分泌荷爾蒙將會被打亂，就以生長激素而言，進入深層睡眠後，身體才會開始大量分泌，幫助身體修復以及提升免疫；褪黑激素除了幫助入眠之外，也有幫助免疫力提升的功效，最後一個為大家介紹的是促甲狀腺激素，也是在睡眠期間分泌，生理功能為幫助甲狀腺素的釋放，進而維持正常的生理代謝。

✚ 身體代謝能力低落、連呼吸都變胖

　　正確的睡眠有助抑制食慾，甚至只要睡得好、睡得對，就能輕鬆維持良好體態；對於已經嚴格控制飲食、積極運動卻仍舊苦於無法瘦下來的朋友，務必好好了解睡眠的重要性。**睡不好導致的肥胖，主要與生長激素、瘦體素（Leptin）以及飢餓素（Ghrelin）有關。**

生長激素

　　生長激素能在睡眠時被大量分泌，進行修復受損細胞、生成肌肉，並且調節代謝脂肪，然而，研究指出幾乎有 70% 的生長激素是在進入深層睡眠中，才開始被大量分泌，因此，如果長期睡不好，就容易有肥胖問題。

瘦體素

　　瘦體素是在睡眠時期由脂肪細胞所分泌的蛋白質，負責對應的生理功能是消耗熱量以及抑制食慾。而且瘦體素會在進食後，對身體發出吃飽的訊號，讓人們停止進食的慾望。研究指出睡眠不足的人，體內瘦體素分泌會減少，因此，產生想吃東西的慾望，最後導致不自覺吃了比平時更多的食物和熱量。

飢餓素

從胃細胞分泌的荷爾蒙 - 飢餓素扮演著促進食慾的功能，在熬夜或是睡不好的隔天，特別容易想要吃東西，進而暴飲暴食？因為飢餓素具有正向增加食慾的作用，而當睡不好的時候，抑制食慾的瘦體素相對減少，讓飢餓素大量分泌。在這樣的體內環境下，就會讓人胃口大開，進食比平常更多的食物，飢餓素分泌過度的情況之下，也會讓人特別想吃重口味食物或是零食甜點，如此一來，自然就走入肥胖的不歸路：美國的研究也特別指出，當睡眠不足的組別拉長睡眠時間後，食慾降低，同時對高糖、高鹽、重口味的食物，也比較有抵抗的意志力，所以好好的睡一覺，有時候得到的效果甚至比激烈運動來的好。

睡眠是很好的生理修復調節機制，只要睡的飽、睡的好，自然無煩惱！

chapter 2

營養素與
紓壓、睡眠的關聯

行政院衛生署每日飲食指南

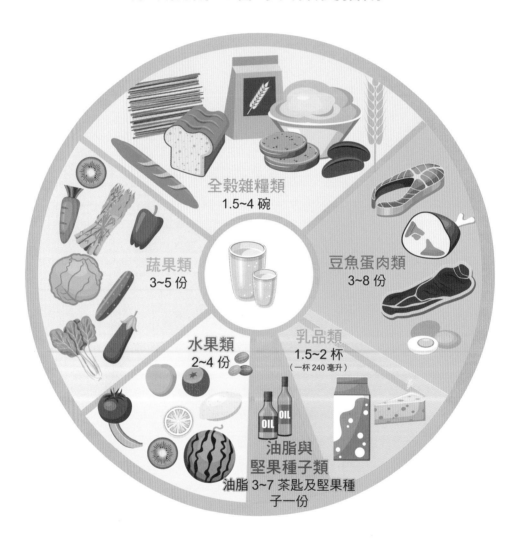

全穀雜糧類
1.5~4 碗

豆魚蛋肉類
3~8 份

蔬果類
3~5 份

乳品類
1.5~2 杯
（一杯 240 毫升）

水果類
2~4 份

油脂與
堅果種子類
油脂 3~7 茶匙及堅果種
子一份

* 國民健康署 107 年新版「每日飲食指南」，依據流行病學統計結果，
對全體國民建議的合宜三大營養素占熱量比例，蛋白質 10-20%、脂
質 20-30%、碳水化合物 50-60%，作為每日飲食分配參考。

✚ 血清素快樂荷爾蒙

　　大家是否曾經有過心情低落沮喪、對所有事情不感興趣、感到壓力焦慮、甚至很難入睡失眠的經驗，這跟之前有介紹過的睡眠物質血清素（5-HT；Serotonin）有著息息相關且密不可分的關係！血清素是褪黑激素的前驅物，屬於環狀單胺類結構，是在神經細胞之間傳導訊息的重要物質，主要負責調節心情以及壓力的感受性，可以帶來心情愉快、情緒舒暢，因此，也被稱為快樂荷爾蒙，而血清素是由必須胺基酸 - 色胺酸經過一連串反應而來，必須胺基酸 - 色胺酸則是一種人體無法合成，必須經由飲食攝取的胺基酸，所以提供充足的原料色胺酸，才有機會被轉換成血清素，這當中的過程也需要維生素 B6、葉酸以及其他營養素的協助。

　　選擇好的食物，每天攝取均衡飲食，補充多元營養素，才能讓身體機能運作順暢，同時也是紓緩焦慮、釋放壓力、幫助睡眠的關鍵！

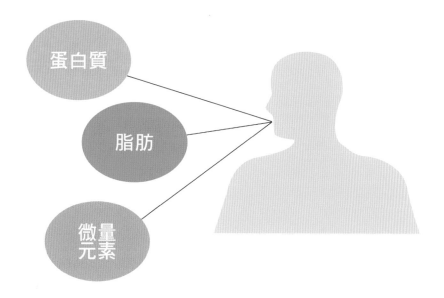

以整個人體運作來看，身體就像一座小工廠，由每個部位的器官，在不同時間工作著，而好的食物就是讓工廠順利運作的燃料以及建構身體的原料，例如：攝取蛋白質可以幫助體內肌肉合成，蛋白質的每日建議攝取量，為每公斤體重 0.8~1 公克；對大多數成人來說，約為每天 55-60 公克的蛋白質，特殊狀況如：懷孕、疾病…等，則需要專業人士對個人營養需求再進行調整。脂肪普遍被認知為身體貯存熱量的方式，但是除此之外，脂肪還能保護身體器官，並且脂肪組織肩負內分泌調控的機能，以及作為製造膽固醇的原料，進而再轉化成荷爾蒙，所以每日適量攝取有助於生理機能調節，最後一項碳水化合物則是人體運作的燃料，能避免所攝取的蛋白質被用來當作能量使用，另外，微量元素也是值得重視的一環，如：維生素及礦物質具有穩定神經、幫助睡眠的作用。

2-1

紓壓、助眠的營養素

　　面對緊湊的現代生活，不自覺讓自己亂想、心情低落，甚至焦躁不安，這時候你的大腦中可能缺乏了快樂荷爾蒙 - 血清素，這個時候不妨透過飲食，來補充血清素的原料色胺酸，以及輔助的維生素，讓壓力和憂鬱不再上身！除了色胺酸之外，從均衡飲食中獲得幫助入睡的營養素，也能獲得比藥物更強大且健康的效益喔！

足量優質的
碳水化合物

多元攝取
色胺酸含量豐富
的食物

提高
不飽和脂肪酸的
攝取比例

增加快樂、釋放壓力、
改善睡眠的

6 大守則

打造健康活力的腸道：
好菌、膳食纖維、
植化素

飲食中補充天然
維生素 B 群

助眠電解質 -
礦物質、
鈣、鎂、鉀

1 多元攝取色胺酸含量豐富的食物

　　蛋白質是由許多的胺基酸組成，其中人體無法自行合成的胺基酸種類，就稱為必需胺基酸，色胺酸正是必需胺基酸的一種，需要透過飲食來獲得，普遍又以動物性蛋白質的含量較多，但是動物性蛋白質會有較高比例的飽和脂肪酸；因此，建議要挑選低脂的肉類，如：魚肉、雞肉、瘦肉為較佳來源。回顧色胺酸的轉換過程，也需要維生素 B 群協助以及醣類帶動胰島素分泌，減少色胺酸進入腦中的障礙，所以也可以選擇全穀雜糧類，如：燕麥、糙米…等，而其他富含色胺酸的好食材，如：豆腐、豆漿、香蕉、牛奶、堅果…等，除了可以提供色胺酸之外，也有其他幫助紓壓、助眠的功能，也是獲選為推薦的優良食物喔！

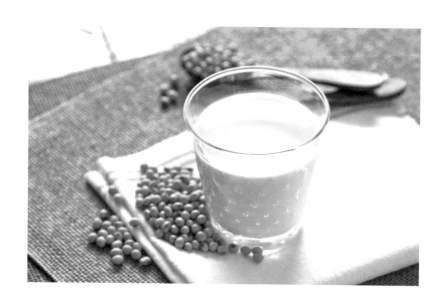

· 食材中色胺酸含量表

食材	mg/100g	食材	mg/100g	食材	mg/100g
螺旋藻	920	腰果	340	雞肉	240
鱈魚	700	雞里肌肉	333	牛肉	230
南瓜子	590	雞胸肉	330	牛肉	230
帕馬森起士	560	鮪魚	320	燕麥	230
黃豆製品	530~590	切達起士	320	鮭魚	220
火雞肉	490	小麥胚芽	320	羊肉	210
白芝麻	460	牛腱	300	鷹嘴豆	190
黑芝麻	390	葵花子	300	全蛋	170
黑豆	380	蓮子	280	藜麥	167
紫菜	360	花生	265	苦巧克力	130
豬腿瘦肉	340	豬排	250	牛奶	80

2 足量優質的碳水化合物

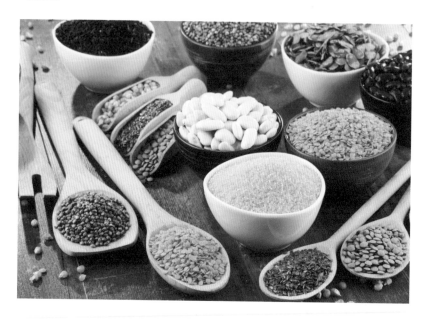

　　全穀類食物是一群未經精細化加工處理，仍保留完整組成穀物。屬於碳水化合物的一種，但是相較於精緻型的碳水化合物，全穀類富含膳食纖維、維生素 B 群和 E、礦物質、不飽和脂肪酸，多酚類、植化素⋯等，較不會造成血糖大幅度波動，屬於低升糖的食物類別，也避免胰島素因為血糖急遽上升，瞬間大量分泌，反而讓血糖值瞬間過度下降，再次產生飢餓感，造成惡性循環，因此攝取全穀物可改善代謝，有助控制體重。如糙米、燕麥、黑米、玉米、紅豆、黑芝麻、大豆、大棗、高粱、小米、蕎麥、薏米⋯等。全穀雜糧也因為有醣，經過消化代謝，可以進入人體後，讓胰島素適度分泌，反而有助褪黑激素的形成。

3 提高不飽和脂肪酸的攝取比例

現代人在根深蒂固的觀念影響下，總是逢油色變，擔心油等於脂肪，進入人體後，紮實變成脂肪堆積在身上，其實精緻型澱粉轉化成脂肪囤積的機會比攝取健康油脂來的高；而脂肪在人體內除了作為熱量儲存之外，還能幫助脂溶性維生素 A、D、E 以及 K 的吸收，帶來飽足感，所以只要挑對好的油脂，就不用擔心脂

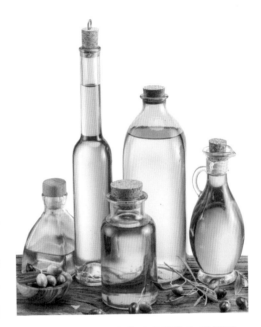

肪對健康的殺傷力，脂肪以結構可分為飽和脂肪酸以及不飽和脂肪酸，一般油脂都含有不同比例的脂肪酸，室溫下呈現白色固態，就是飽和脂肪酸比例較高，如：豬油、椰子油，如果室溫下呈現透明液態，就是不飽和脂肪酸比例較高，如：橄欖油、葵花油，而不飽和脂肪酸主要有 Omega-9、Omega-6、Omega-3，其中以 Omega-3 有助於釋放褪黑激素，讓褪黑激素作用，減輕焦慮症狀，並且改善睡眠品質，對於幫助紓壓助睡效益大，可以從食物中的鮭魚、堅果、酪梨、黃豆類製品中補充 Omega-3。

提高不飽和脂肪酸的攝取比例

　　脂肪組成分為飽和脂肪酸以及不飽和脂肪酸，不飽和脂肪酸主要有 Omega-9、Omega-3，其中以 Omega-3 有助於釋放褪黑激素，讓褪黑激素作用，減輕焦慮症狀，並且改善睡眠品質，對於幫助紓壓助睡效益大，可以從食物中的鮭魚、堅果、酪梨、黃豆類製品中補充 Omega-3。

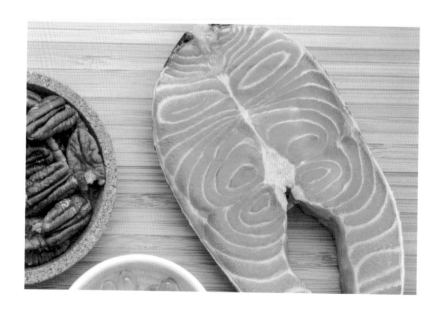

4 飲食中補充天然維生素 B 群

　　維生素 B 群被稱為能量維生素，在生理功能上能幫助身體消除疲勞、安定神經，協助褪黑激素的合成，因此如果人體缺乏維生素 B 群的時候，也容易導致失眠，情緒不安。因此，可以從全穀類、肝臟、深綠色蔬菜、紅藜、雞蛋…等來源，獲得適量的天然 B 群，細分為生素 B 群有維生素 B1、B2、B6、葉酸，舉例分別的生理作用，維生素 B1、B2 與維生素 B6 幫助血清素合成，維生素 B6 具有安定神經、穩定情緒。此外，酗酒或是過度飲酒，會造成體內維生素 B 群的損耗。

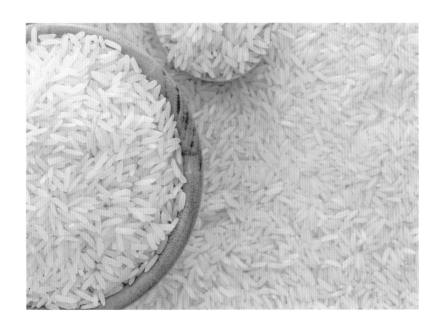

5 助眠電解質 - 礦物質鈣、鎂、鉀

「鈣」、「鎂」在人體內具有透過訊號調節，放鬆肌肉、安定精神的作用，近而在褪黑激素合成路徑上，幫助色胺酸轉換為褪黑激素，最完美的代表食物牛奶同時含有鈣質與色胺酸，能有效助眠，另外，也可從豆漿、紫菜、花椰菜、香蕉、芝麻、堅果、紫菜等獲得。

含有「鉀」的食物如燕麥、香蕉、奇異果、芭樂、花椰菜有助於維持神經健康、心跳規律搏動、也能幫助體液代謝，避免水分滯留造成水腫。

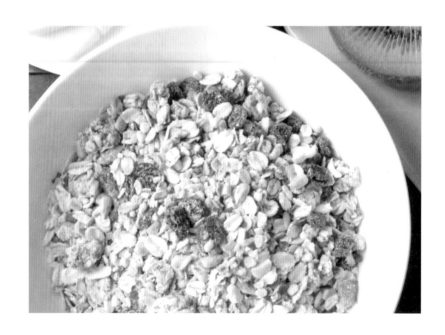

6 打造健康活力的腸道：
好菌、膳食纖維、植化素

腸道是人體重要的免疫器官，很多激素其實是腸道分泌及誘發，因此，有健康的腸道，永保青春美麗的說法，因此，在飲食中可以補充益生菌，改善腸道環境，還有益生質給益生菌的食物，讓腸道處於好菌多於壞菌，能夠促使代謝更順暢！

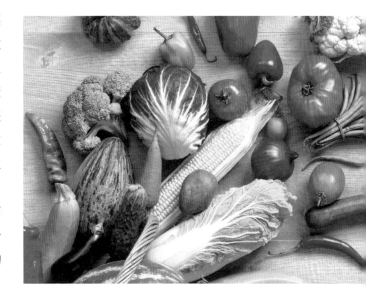

大家常常聽到膳食纖維這各名詞，但是膳食纖維究竟是什麼呢？為大家解惑，主要是植物來源，無法被人體吸收的非澱粉多醣，其中部分膳食纖維，是能夠被腸道的益菌所利用，也可視為益生質，而由於國人普遍有膳食纖維攝取不足的狀況，以目前衛福部所提供的每日建議攝取量25~35g，無論是男性或是女性，均未達建議攝取量的 1/2，建議可以增加花椰菜、紅甜椒、黃甜椒、高麗菜、紫高麗菜、豆芽菜，甚至主食可以用地瓜作部分取代，補充膳食纖維的攝取量，此外還有獨特的營養因子植化素進而促進腸道的健康喔！

植化素是一群植物來源的特殊營養成分，主要讓蔬果有繽紛的顏色，如具有抗氧化能力的多酚、β 胡蘿蔔素以及辣椒紅素…等，因此，每天多攝取繽紛顏色的蔬果也有助腸道健康，有效改善代謝喔！

可幫助你入睡的食物

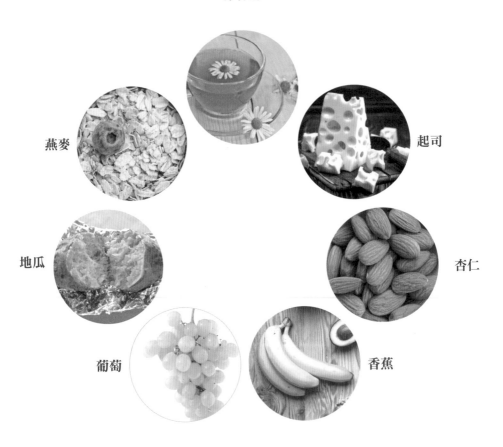

洋甘菊

燕麥

起司

地瓜

杏仁

葡萄

香蕉

2-2

紓壓、助眠營養素的代謝路徑

色氨酸代謝成血清素的途徑

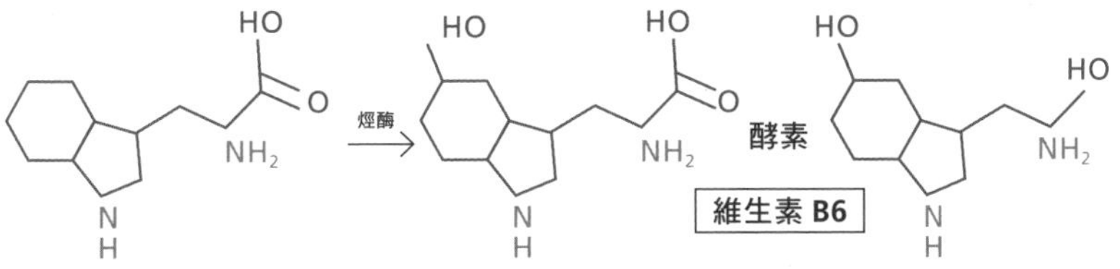

HO
O
NH2
N
H
烴酶
酵素
維生素 B6

色氨酸　　5- 烴色氨酸　　血清素

血清素代謝成褪黑激素的途徑 (夜間)

AcCoA CoA
HO
NH2
AANAT
黑暗活化
O
CH3
ASMT
CH3O
N
H

血清素　　n- 乙醯基 - 血清素　　退黑激素

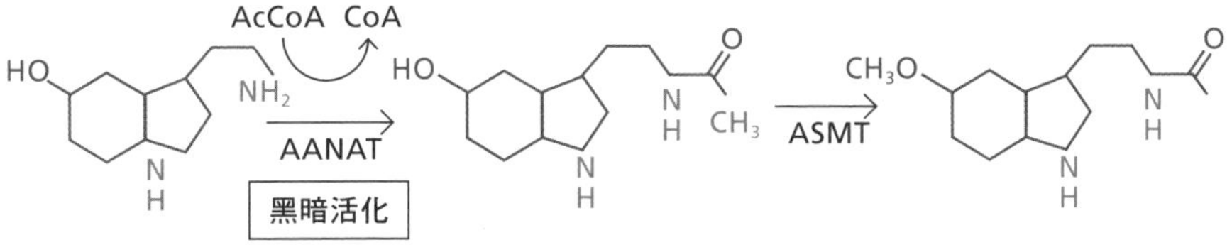

✚ 快樂荷爾蒙血清素及助眠褪黑激素的合成路徑

　　攝取入體內的色胺酸會經過維生素 B6 協助轉換成血清素，透過黑暗的刺激，再由輔酶轉換成褪黑激素幫助熟睡，最後進入肝臟代謝由尿液排出體外。

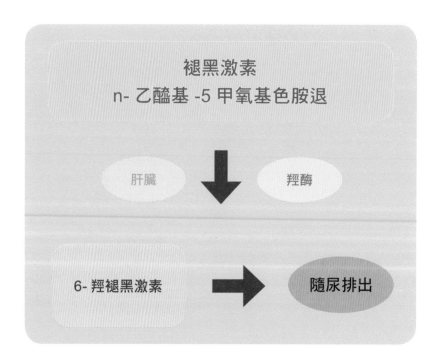

2-3

判斷自己需要的紓壓、助眠營養素類型

　　讓我們先來了解失眠的不同狀況區分,依照臨床上的分類,失眠可以依照發生頻率以及狀況型態來作分類。

依照發生頻率可以分為短暫性失眠、短期性失眠以及慢性失眠。

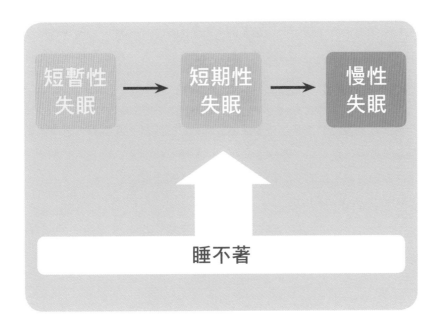

短暫性失眠

發生頻率少於 1 星期，臨時性的環境改變、生活壓力、短暫情緒不安造成，如：輪班時間改變、準備重要面試或是升學考試…等，當影響因素消失，就可以恢復正常。

短期性失眠

發生頻率界於 1 星期 ~1 個月，通常面臨較大的情緒壓力，如：意外變故、感情創傷、失婚失戀…等，有時候需要輔助治療，才能順利渡過。

慢性失眠

發生頻率大於 1 個月，通常是由多重原因造成，生理、心理兼有環境的變動因素存在，如：身體疾病、內分泌失調…等，建議積極向專業醫護人員尋求協助。

除了疾病造成的失眠之外，大部分都可以歸因於心理壓力，透過飲食攝取抗壓營養素，如：維生素 B 群、色胺酸、維生素 C 以及鈣、鎂，打造抗壓的身體，是比使用安眠藥或是藥物來的健康的方法。

以狀況型態作區分，可以分為入睡困難、無法熟睡、睡眠中斷、提早清醒。

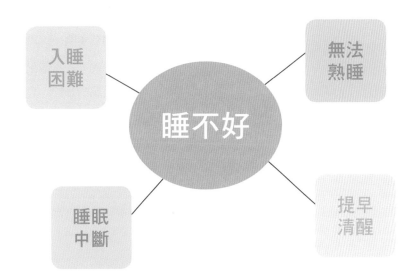

入睡困難

躺在床上翻來覆去，超過 30 分鐘以上，仍然無法入睡；通常發生在睡前還處理許多事物的高壓份子，個性上容易煩惱、憂慮，情緒波動大且容易焦躁不安的人身上，發生場景可能是隔天有重要會議、或是有疾病干擾，排除疾病因素，這類型的失眠可以透過睡前泡澡，提升身體內部體溫，而在身體內部體溫降低的時候，產生睡意；改善睡眠環境，如舒適的枕頭、床鋪，飲食上可以補充 GABA 抑制神經興奮，縮短入睡時間，或是甘胺酸提升身體內部體溫…等。

改善睡眠環境的部分，在睡覺與工作的地方要確實分開，利用搖鈴理論*的方式，養成睡意與睡眠環境的連結，睡前聽個輕鬆的音樂，可以在日後幫助縮短入睡時間，建立每日慣性的正常用餐時間，也能讓身體習慣在睡眠時間來臨，而有睡意產生。

* 搖鈴理論：源於著名心理學家的實驗，狗看到肉塊會流口水，這樣的行為反應是天性，肉塊是刺激，流口水是相對的反應。當拿肉塊給狗的時候，就搖動鈴鐺，發出鈴聲，而狗因為看到肉塊就開始流口水，之後讓狗每次看到肉塊時就會聽到鈴聲，經過幾次連結以後，狗只要聽到鈴聲，就會開始流口水，甚至是沒有提供肉塊只有鈴聲，狗也會開始流口水。人類最原始的反應行為，如睡眠其實都可以利用某些制約的刺激引起反應並形成制約反應。

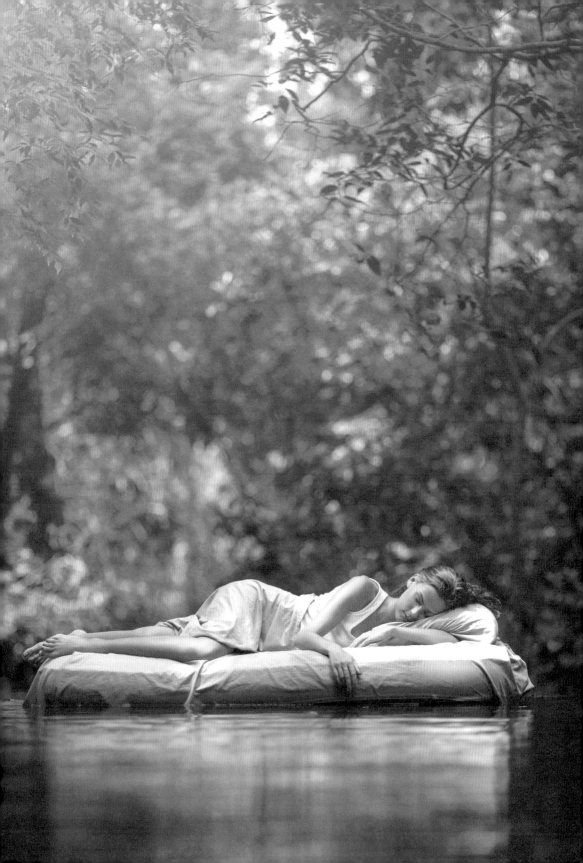

無法熟睡

處於淺眠的階段，很容易被外界環境干擾，進而清醒；這類型失眠的朋友可以檢視一下睡眠環境，如果是對聲音敏感，可以加強睡眠環境的隔音或是耳塞來輔助睡眠，另外，養成規律運動的習慣，也能改善睡眠品質，容易進入深層睡眠，最後，選擇適合自己的寢具，也是很重要的一件事情，分為下列幾個重點：

· 適當的床墊軟硬度

過硬缺乏彈性的床墊，無法分散身體躺著的壓力，將會導致肌肉緊繃無法放鬆，而過軟彈性十足的床墊，會讓人躺下去身陷其中，這會造成睡眠時候有翻身習慣的朋友，容易被自己的翻身給打斷睡眠；建議選擇床墊需要親身試躺，檢視是否能感覺到舒適，符合自己的身型體重，平躺成大字型時，脊椎有被安穩支撐，而不是呈現不正常的曲線。

· 隨季節更換適當的被子

睡眠的被子必須兼具吸濕性及透氣性，讓睡著的身體可以受到被子的保護喔！讓被子來調節睡著時候的環境溫度，不會因為過冷、過熱而被中斷睡眠，特別是更年期有夜間盜汗的朋友，選擇透氣吸濕的衣服及被子，可以改善生理轉換期間的不適感，也能避免因為盜汗起床換衣服，就再也睡不著的困境。另外，夏季被子要兼有散熱性，避免身體悶熱；冬季被子則要兼有保暖性，避免身體受寒。

· 舒適支撐著頭部的好枕頭

枕頭的軟硬程度，必須是躺上去後，頸部的兩側枕頭能穩固包覆頸椎，枕頭的適宜高度，必須是下巴與床呈平行線，沒有下壓或是上揚，呼吸困難的狀況發生。

睡眠中斷

睡到一半會起來上廁所，每晚大於 2 次；這樣的情況會造成睡眠中斷，無法進入深層睡眠，有這種狀況發生的朋友，需要好好檢視臨睡前是否飲用大量的水，尤其在臨睡前 1 小時，水份不宜過量攝取，另外，晚餐是否不小心吃到含咖啡因的食物，或是飲用咖啡、茶…等，含酒精飲料也有利尿的作用，同時注意身體是否有疾病困擾，例如：泌尿道感染、攝護腺肥大…等。

提早清醒

雖然睡眠沒有入睡困難、以及睡不安穩，但是會提早在預定起床的時間清醒，清醒後再也睡不著；由於身體沒有休息足夠，所以會有疲倦感受。如果兼有情緒低落、工作效率降低、突然產生厭世感，就要趕快尋求專業醫護人員的協助，這可能是憂鬱症的前兆；這種提早清醒狀況也會發生在年長的銀髮族朋友，源於身體器官逐漸老化，賀爾蒙分泌改變，所導致的自然現象，也會伴隨提早產生睡意，假設對生活產生影響，可以在清晨醒來時候，維持在黑暗環境休息，先不急著接觸光線刺激，進而調整生理時鐘的時差，延緩入睡時間。

chapter 3

睡眠營養

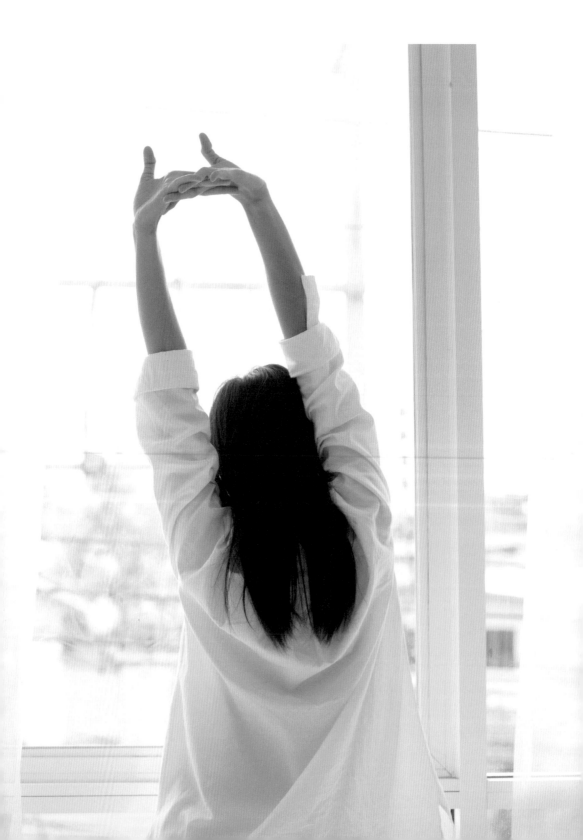

均衡營養來自多元食物裡面的碳水化物、蛋白質、維生素、礦物質以及適度油脂，每天從多元食物中均衡攝取到各類型營養，短時間內，可以有助於身體機能正常運作、並且讓神經系統穩定，對於改善睡眠品質有正面的效果，長久也對於維護身體健康有極佳的貢獻。

　　談論到睡眠營養之前，也要為大家說一說腸胃道的重要性，腸胃道負責消化吸收所有營養素，也是面對外界環境的第一線，另外，也是人體最重要的免疫器官，為什麼說腸胃道是人體最重要的免疫器官呢？因為人體有近七成的免疫細胞，如自然殺手細胞、巨噬細胞、T細胞、B細胞…等，存在集中在腸道，並且由腸道製造，如此精密的設計，才能夠抵抗外來的細菌、有害物質，同時有效率吸收營養素。

　　再回到睡眠本身，睡眠是人體很重要的修復時期，如果在睡眠前，補充腸胃道好消化吸收的營養素，進而提升進入身體的特殊營養成份，讓生理的機能被適當活化，也會在睡眠時期身體進行各項機能修補的時刻，產生非常大的正向幫助，這個篇章將為大家介紹一些存在於食物中的微量特殊營養素，如：有機酸、辣椒素、薑辣素、茄紅素、多酚、花青素、薑黃素、Omega-3、胜肽、多醣、大豆異黃酮、腸道益生菌…等，讓朋友們在正確多元飲食幫助下，輕鬆入睡之餘，也能透過適當的食物選擇，兼顧到一些特殊微量營養素，所提供的特別生理機能。

睡眠時的黃金修復期

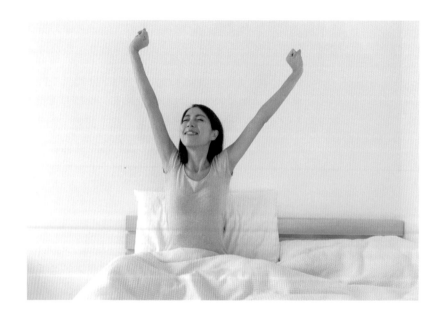

　　睡眠的時候，身體仍然在運作中，在進入深層睡眠的時候，身體開始產生大量的生長激素，透過生長激素作用，可以生成肌肉、分解脂肪，因此，在臨睡前挑選讓腸胃道消化無負擔的食物，適量補充這些原料營養素，除了供給能量之外，如果能有附加的特殊營養價值、生理功效，如：提升免疫力、促進血液循環、升高深部體溫加速代謝、增加細胞含氧以及抗氧化能力，對於睡眠這段黃金修復期，將會有莫大的幫助，讓隔天甦醒時，更加神清氣爽。

3-2

把握睡前補充飲食
提升身體機能

＋ 消除疲勞

　　今天覺得好累喔！怎麼每一天都覺得很累…，小心你可能因為長期處於工作、生活緊張中，情緒及精神過度處於壓力，體力已經超過能負荷狀態，如果不好好檢視真正原因，就會被慢性疲勞症候群給纏上了！除了疾病以及心因性所導致的疲勞，一般疲勞的症狀可以透過恢復體力、緩和情緒緊張或充足睡眠之後恢復正常，並且時間不超過一天。

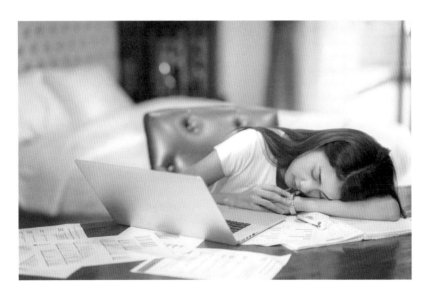

想要消除疲勞以及改善睡眠不妨試試天然釀造醋，天然釀造醋主要有穀物醋以及果實醋，因為釀造過程中，經過酒精發酵，再透過醋酸菌的酵素轉化，將大部分的大分子切成好吸收的小分子，所以醋中含有豐富的必需胺基酸、有機酸、抗氧化物質（超氧化物歧化酶 SOD;superoxide dismutase）、礦物質…等，以有機酸的成分，能幫助人體代謝、恢復疲倦，所以睡前喝適量醋，能夠有效消除疲倦，讓睡眠時候的身體恢復效果更好；但是有腸胃消化道潰瘍的朋友，不適合使用喝醋助眠的方法，飲用醋的時候，特別要注意飲用的醋必須用水稀釋過，避免高純度的醋酸刺激身體，也要注意經過稀釋的醋，容量控制在 250~300 毫升之間，飲用大量的水容易半夜起床上廁所，反而造成睡眠中斷。

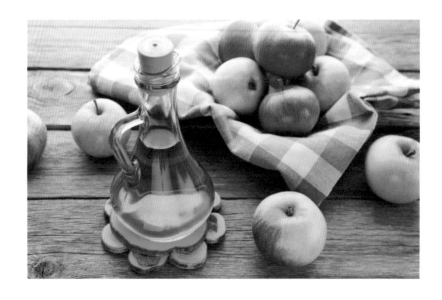

✛ 安神紓壓

我們常說的碳水化合物是由碳、氫和氧原子所組成的化合物的總稱，也被稱為醣類，細分為單醣（monosaccharides）、雙醣（disaccharides）和多醣（polysaccharides）。上述最簡單的結構是單醣類，如葡萄糖（glucose）、果糖（fructose）和半乳糖（galactose）。其中葡萄糖可以被細胞直接用來提供能量，果糖和半乳糖的形式人體也能容易轉化成葡萄糖藉以提供能量。

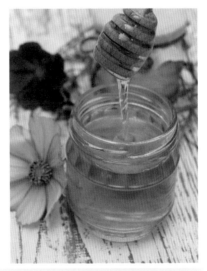

葡萄糖是大腦主要利用作為能量的形式，補充適量葡萄糖能維持大腦的運作，其中以天然蜂蜜由葡萄糖和果糖所組合而成，可以被人體直接吸收作為能量使用，與一般的白砂糖相比較，還富含多種維生素包括B1、B2、B6、葉酸、菸鹼酸、泛酸、生物素、礦物質包括鈣、鉀、鎂…等，以及小分子胺基酸、抗氧化類黃酮，臨睡前食用適量蜂蜜，能夠些微增加胰島素分泌、進而減少壓力荷爾蒙皮質醇的生成；蜂蜜具有的安神效果，能讓情緒處於平穩，容易入睡，但是有血糖異常的朋友，對於蜂蜜的使用要小心謹慎，因為蜂蜜的組成大多為單醣，如果食用過量，反而容易造成血糖的波動，導致胰島素過量分泌，進而產生飢餓感，變的很想吃東西。

✚ 加速新陳代謝

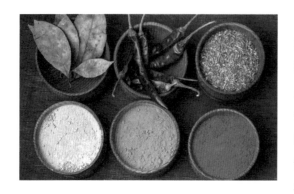

新陳代謝會隨著年齡、身體狀況老化逐漸降低，尤其是睡眠品質不好也會讓新陳代謝下降，人體的體溫每上升 1℃，新陳代謝率約提高 10% 左右，有趣的是研究指出，利用身體內部的體溫改變，會讓入睡更加容易，例如：泡澡能讓全身的血液循環加速，促進新陳代謝，深層的體溫升高，而當身體裡的熱能透過皮膚釋放出來，身體內部的體溫降低，就會讓人有想睡的感覺；除了利用物理性的泡澡方式，我們也能夠透過睡前攝取一些暖和身體的食物，升高身體內部的體溫，入睡前降低環境溫度，進而讓身體內部的體溫降低，利用這樣的方式加速入睡，特殊性的營養素，如辣椒素、薑辣素…等，會讓體溫暫時性升高，在體溫開始降低的時候，容易入睡，也容易進入深層睡眠，辣椒素可以從辣椒、薑辣素可以透過薑的適量攝食而獲得，對於無法接受辛辣的朋友，可以晚餐吃個暖呼呼鍋類料理也能幫助體溫升高、加速新陳代謝喔！

另外，特別的是食物存在的甘胺酸，在代謝過程中，有降低深部體溫的效果，當深部體溫降低，可以加速入睡，天然食物則能夠從海鮮、蝦貝中獲得甘胺酸；近期也有將甘胺酸作為輔助睡眠的保健食品。

* 超氧化物歧化酶（SOD;superoxide dismutase），是一種可以對抗自由基對細胞產生強大破壞力的物質，也能修復細胞。

+ 提升免疫力

多醣是碳水化合物裡的其中一種結構，最廣為人所熟知的是靈芝多醣，代表性且被研究出來的功能有增強免疫功能、降低氧化傷害⋯等，而天然食物裡，可以從菇類、細菌、植物中攝取到多醣成份，如香菇、金針菇、酵母、乳酸菌、燕麥、山藥、薏仁⋯等，以 β - 葡聚醣的形式有效刺激人體免疫力。

自然界尚存有許多未知的營養素，不論是透過協助方式或是單獨食用都能對人體產生健康的效益，陸續被發現及驗證，如植化素（Phytochemicals）賦與蔬果鮮豔外觀及抵抗外侵的一群物質，舉例來說有茄紅素、多酚、花青素、大豆異黃酮、茶葉⋯等，提供身體抗氧化及調節生理機能。

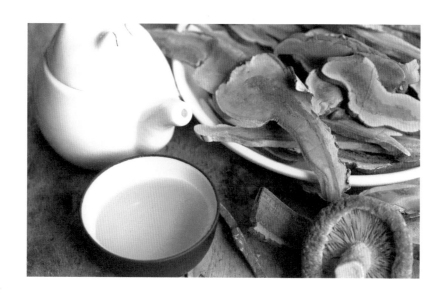

不再害怕
更年期失眠困擾

　　不管對男性或女性來說，都會面臨更年期，只是男性沒有明顯的更年期分界，而女性則以停經前後作為更年期分界，在更年期因為體內荷爾蒙的改變，尤其是荷爾蒙的巨大改變，會影響到許多神經傳導物質的分泌，導致情緒低落、壓力纏身，嚴重者有難以入睡的失眠困擾。

✚ 從飲食中補充天然的荷爾蒙

　　女性更年期症狀，來自於雌激素分泌減少，要面臨的症狀有熱潮紅、夜間盜汗、情緒起伏大、記憶力衰退、皮膚乾燥發癢，除了症狀治療之外，打造涼爽睡眠環境、勤擦保濕乳液、預防皮膚乾癢，還可以從飲食補充天然的雌激素，以及調節荷爾蒙的營養素。

推薦好食物

· 黃豆類製品
黃豆類製品，如：豆腐、豆乾、豆漿、味噌，可以提供優質植物
性蛋白質，還能提供天然植物雌激素 -「大豆異黃酮」，有效紓
緩女性更年期症狀。

· 芝麻、南瓜、黃綠色蔬菜
含有豐富維生素 A、E，其中以維生素 E 又稱生育醇，能夠調節
體內雌激素，也具有抗氧化功能，幫助抗老的效果。

· 山藥、薏仁
山藥、薏仁含多醣體、植物固醇，尤其以植物固醇可作為體內生
成荷爾蒙的前驅物，改善更年期不適。

　　男性更年期症狀，同樣來自於睪固酮分泌減少，要面臨的症狀
有精神萎靡、記憶力衰退、焦慮、易怒、身體躁熱、性慾降低、
容易疲勞。

推薦好食物

· 牡蠣、海鮮、生蠔 .. 等
補充與睪固酮合成息息相關的礦物質鋅，有效紓緩男性更年期症狀。

· 牛奶、黃豆、雞蛋、瘦肉…等
攝取生物價高的蛋白質，蛋白質可以作為肌肉生成的原料，促進
肌肉生成的激素分泌，進而引發分泌睪固酮。

加強內在心靈力量

　　獨立來談談心理上的睡眠營養，睡前打坐、瑜珈伸展、冥想都能釋放壓力，讓心情趨於平靜和緩，幫助入睡；平常適度的情緒宣洩，如哭泣或大笑，也能幫助代謝對身體有害物質；另外，舒緩情緒幫助入睡還有芳香療法 (Aromatherapy)，是利用香氣成分作為舒緩精神壓力與增進身體的健康。

　　首見於法國化學家 Rene Maurice Gattefossé，以此芳香療法這個名稱來闡述研究成果，Gattefoss'e 指出植物精油因極佳的滲透性，而能在塗抹肌膚後，進一步達到肌膚的深層組織，接著由細小的脈管所吸收，最後進入血液循環，達到治療效果。在一些我們常見的傳統民俗療法中，也可以發現芳香植物的運用，利用芳香植物特殊香氣，來減輕生病時後的疼痛與不適感。

　　常用來紓緩情緒幫助睡眠的有薰衣草精油，具有鎮靜、鎮痛、抗菌、安眠效果，能夠副交感神經興奮，維持安靜狀態的生理機能。

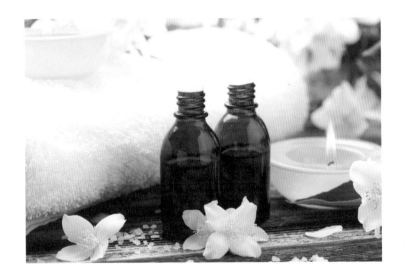

chapter 4

利用好的飲食習慣
改變睡眠品質

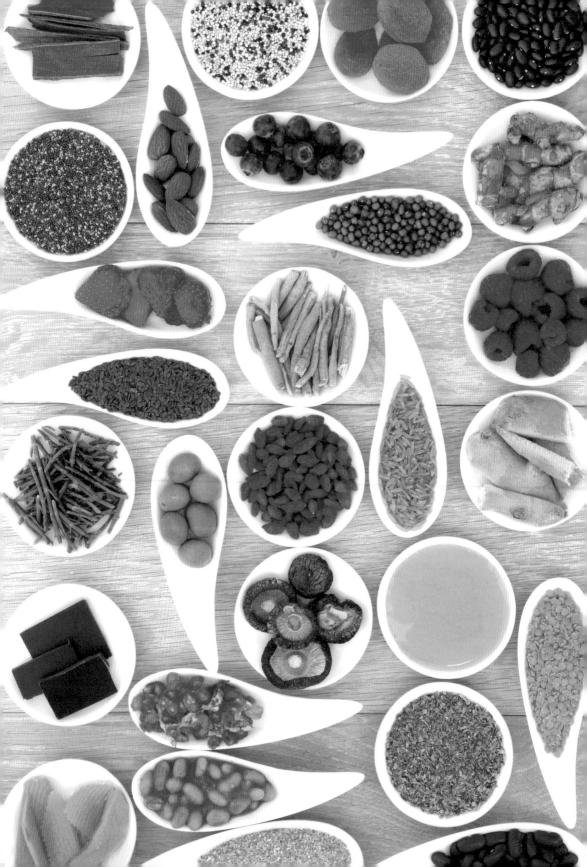

身邊總是會聽到朋友談起生活上的種種難題，甚至是其他來自環境變動的艱難挑戰，不管是工作、育兒、更年期轉換上的適應，每每總是人搥胸高呼，天阿！壓力好大、心情也隨著變動的狀況起起伏伏，不時大起大落，到了晚上，明明很累，卻是想睡睡不好、翻來覆去睡不著、望著天花板，久久無法入眠，一天過一天的惡性循環，納悶著我究竟是不是生病了？

　　從前面的篇章可以知道上面的處境，其實都跟生活習慣、均衡飲食、優質睡眠，三個健康身體必須的黃金鐵三角，有著密切呼應的關係，如何擁有優質的睡眠品質可以從正確生活習慣以及營養均衡的飲食兩方面切入達成，再加上適度運動的協助，讓大腦分泌腦內啡來釋放生活壓力，接下來就為大家介紹如何利用好的飲食習慣改變睡眠品質。

打造舒眠體質的
日常飲食習慣

　　睡眠跟飲食有關係嗎？除了之前介紹的睡眠相關營養素之外，正常固定的三餐時間，是身體調節生理時鐘的一項重要根據，能將一天劃分成為三個時間，透過進食補充身體能量，調節生理代謝活動，身體內的內分泌運作也會有默契的跟著三餐的時間慣性工作。

　　所以打造舒眠體質，其實從起床的那一刻就要開始進行，而忙碌的現代生活，常常讓人忽略早餐的重要性，在熟睡一夜之後，要讓身體器官啟動正常忙碌的運作狀態，一頓豐盛、營養充足的早餐是必須的，尤其是水份與碳水化合物，水份的功能在於補充一整夜下來，體表排汗所散失、以及器官代謝廢物所消耗的部分，補充水分也能讓血液的流動恢復順暢，腸胃道的酵素在水份充足的環境下，能夠更有效率的進行消化分解；另外，碳水化合物則是供應能量，碳水化合物在分解之後，會轉變為身體細胞可以吸收的葡萄糖，除了提供身體各部位作為能量，特別是大腦也需要葡萄糖作為立即的能量補充。

　　午餐的重要性僅次於早餐，在身體勞動之後，午餐階段必須攝取均衡營養，外食族應該避免每天都是油膩的排骨飯或是控肉飯，造成營養素缺乏的隱性飢餓，要作好飲食規畫、攝取充足的綠色蔬菜、新鮮水果；晚餐最好能在睡前 3 小時結束，預留給腸胃道消化的時間，也應該盡量

避免過度辛辣、油膩的食物，攝取上是吃巧而不是吃飽，常常有朋友因為忙碌，忘了吃早餐，午餐也是隨便處理，反而晚餐大吃大喝、暴飲暴食，這樣可是會累壞自己的消化器官，在睡眠期間還要幫忙消化工作，無法得到休息及修復。

最後，必須注意的生活習慣要點有：

睡眠、褪黑激素與體溫的關係

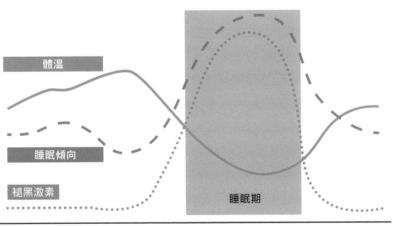

由圖中可以看出當身體的深層溫度開始降低，褪黑激素開始分泌，身體開始進入睡眠週期。

✚ 豐盛營養的美味早餐

早晨一起床，先曬曬太陽啟動生理時鐘的日夜節律，
讓褪黑激素的前置生理流程開始啟動。

不要賴床或是睡回籠覺，淺眠的睡覺品質
只會讓身體更疲倦。

吃飽後不適合馬上久坐，可以稍為散步、站立。

早餐可以吃一顆蛋，讓體溫恢復正常，
體溫的高低掌控身體代謝的快慢。

三餐一定要正常，培養身體的慣性生理時鐘。

　　早餐基本組合，全穀雜糧類加上水份補給，如：咖啡、紅茶、果汁或是牛奶，可以提供碳水化合物及水份，搭配新鮮水果補充微量元素，微量元素包括維生素以及礦物質能夠調節細胞機能，早晨剛起床的時候，通常是身體溫度的低點，而優質的蛋白質可以有效提升身體的體溫，讓身體代謝轉趨活絡，如：水煮蛋、豆腐、乳酪，透過咖啡、茶而來的咖啡因，在這個時候可以讓大腦「清醒」，咀嚼食物的動作，可以進一步幫助大腦活化，如：生菜沙拉…等；固定的早餐時間能開啟生理時鐘運轉，固定養成每天吃早餐的習慣，身體負責消化的器官，也會在固定的早餐時間前 1 小時左右開始啟動，幫助結束睡眠，催促清醒，早餐後預留足夠的時間，固定排便習慣，也能防止便秘，造成毒素累積喔！

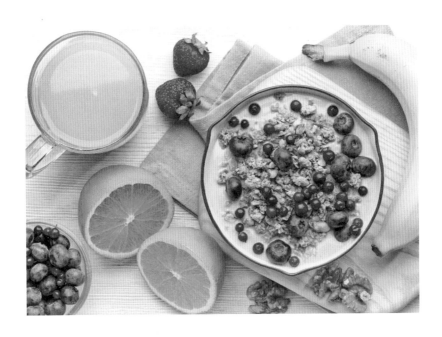

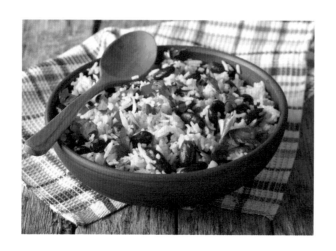

✚ 健康均衡的活力午餐

　　經過 4 小時活動後的午餐，必須補充上因活動而代謝的營養，這個階段通常是外食居多，購買的便當或是點選的菜，請以多蔬菜、優先搭配魚肉為主軸，豬瘦肉、牛瘦肉為輔，作為外食飲食策略，主食部分可以選擇高纖地瓜飯、混入黃豆的黃豆飯、糙米飯、五穀飯，補充膳食纖維、植化素、維生素 B 群⋯等，好眠營養素，如果便當是排骨飯或是控肉飯，建議搭配燙青菜、生菜沙拉，平衡一下營養素需求，飯後吃顆橘子、蘋果，讓飲食內容豐富多元。

✚ 維持動力的低負擔晚餐

　　因為消化需要 3~4 小時的時間，建議臨睡前 3 個小時完成晚餐的進食，才不會對於睡眠品質造成影響，如果很晚才吃晚餐，並且選擇油膩又鹹、又辣的重口味食物，會造成消化不良，暴飲暴食吃進去的食物，會在消化的同時產熱，讓身體體溫維持高點，也將會使體溫降低的時間，往後推移，影響到入睡。

　　加班也是造成晚餐時間往後的原因，建議加班的時候，可以先吃一些輕食三明治，或是小份量飯糰，搭配含有蛋白質、鈣質的乳酪或乳酪片，可以平穩心情、且提高工作效率；即便是忙碌的生活，也建議大家固定時間進食晚餐，讓身體維持規律的生理時鐘。

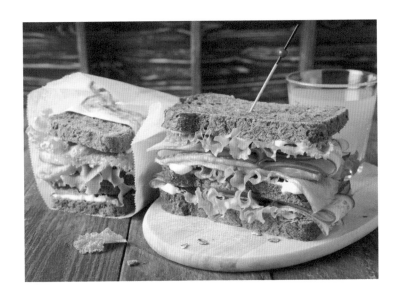

✚ 吃巧不吃飽的宵夜攻略

　　臨睡前肚子感覺到飢餓，對有些朋友來說其實很難入眠，此時可以選擇不會造成身體負擔的食物來進食，如：蔬菜湯、鮭魚味噌湯、熱牛奶搭配燕麥片，補充目的以水分、適量蛋白質、少量碳水化合物為主，單吃新鮮水果，如：番茄、奇異果也是很好的選擇喔！

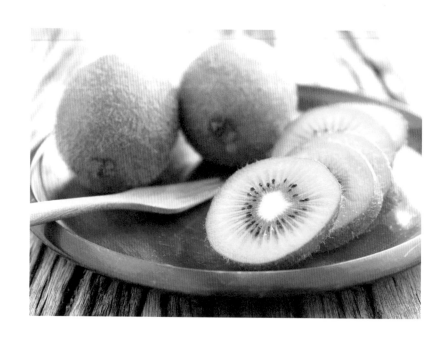

4-2

睡前的
心機飲食原則

　　睡前 2~3 小時內，可以食用正常食物，但是限制在 300 大卡左右，如：清爽蔬菜雞肉捲餅、番茄起士三明治…等，臨睡前 1 小時建議攝取湯類的食物，如鮭魚味噌湯、銀耳蓮子湯…等，睡前 30 分鐘內，最好是以液體食物為主，如：黑糖牛奶、新鮮果汁…等，但是液體攝取量建議在 250 毫升 ~300 毫升之間。

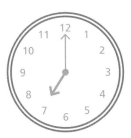

睡前 2~3 小時

固體食物 <300 大卡

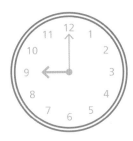

睡前 1 小時

湯類食物

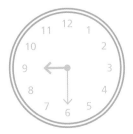

睡前 30 分鐘

液體食物
250mL~300mL

4-3

如何緊急補充
好眠營養素

希望擁有良好的睡眠品質，最重要的就是營養均衡飲食、正確的生活習慣！但是現實狀況上，可能因為無法自己製備或是取得困難，加上個人的飲食偏好，造成營養不均衡，因此不妨在特殊時刻，不妨藉助一些保健食品的協助。

維生素 B 群

在喝酒後或是飲食攝取不足的時候，補充建議量的維生素 B 群，因為維生素 B 群屬於水溶性維生素，攝取超過需要量會由尿液中排出，造成浪費，也不可一次食用過量，會有短暫的劑量依存性。

GABA

含 GABA 的保健食品可以酌量使用，但是 GABA 是用在縮短入睡時間、紓壓的效益較大，飲食中所攝取的 GABA，直接穿透血腦障壁的機會不大，所以並非直接作用於腦部，而是透過消化代謝作用進入血液、在腸道系統內與 GABA 受器結合，進而活化副交感神經，讓人感到精神放鬆。注意，如果有嚴重的睡眠障礙，還是建議尋求專業醫療人員的幫助！

甘胺酸

甘氨酸是胺基酸的一種，研究指出，服用甘胺酸之後，體溫可以下降，而且會快速進入熟睡狀態，睡眠期間也不容易出現中途醒來的狀況，透過此機制改善睡眠品質：而人體降低體溫後，也較容易進入深層睡眠，另外有研究指出飲用洋甘菊茶，可以提高身體內的甘胺酸（glycine），具抑制神經興奮的效果，進而幫助好眠。近期研究發現甘胺酸（glycine）也有助於調節大腦能量的營養物質的代謝合成，平衡電解質水平，如鈣、鉀，可以有效幫助入睡。

保健食品的使用需要適時適量，同時諮詢專業的醫護人員，千萬不可以把自己當成實驗品，吃了一堆坊間的保健食品，反而忽略營養均衡飲食以及正確的生活習慣。

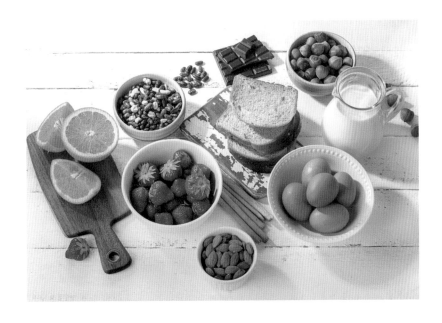

4-4

有關安眠藥的小知識

　　這個篇章讓各位朋友對於安眠有一些正確的認識及觀念，最重要的第一件事，一定要尋求「專業的醫護人員」給予評估及建議，千萬不可以自行判斷，自己買相關的藥物使用，避免延誤身體發出的健康警訊喔！

　　睡眠障礙的朋友可以預約各大醫院的睡眠門診專科或是睡眠醫學中心，進行睡眠障礙以及類型的評估，由專業的醫護人員決定要接受「非藥物治療」或是「藥物治療」，非藥物治療包括建立健康的睡眠習慣、睡眠衛生教育…等。

　　藥物治療就是利用所謂的安眠藥改善現階段的睡眠障礙，必須與專業醫護人員建立良好的互動，在專業醫護人員的指導下，調整使用劑量以及使用方式，這樣可以避免藥物帶來的副作用，或是在自我感受性上覺得劑量不夠，擅自增加使用劑量，服藥的同時也務必改善生活習慣、飲食調整。

　　安眠藥根據服用之後在血液中的藥劑濃度達到最高值的一半，可以分為四大類型：短效型（立即產生效果，2~4 小時失效）、中效型（持續6~10 小時）、長效型（持續 20~30 小時）、超長效型（50~100 小時），不同藥效安眠藥，可以治療入睡困難、睡眠中斷、提早清醒…等症狀，貼心提醒從事高度專注力工作的朋友，一但開始使用藥物治療，必須時時回饋用藥狀況及效果，讓專業醫護人員作好依個人狀況調整的整體用藥方針。

　　安眠藥常見副作用：藥效持續造成精神恍惚、健忘或喪失記憶、肌肉鬆弛導致的全身無力、劑量不夠提早醒來的不安感。

　　藥物治療可以立即性介入改善睡眠障礙，但是正確的生活習慣、營養均衡的飲食才是長期改善問題的根本對策，也是在長期下比安眠藥的使用更強大的助眠幫手，另外，利用好的飲食習慣，除了可以讓身體機能正常運作之外、對於睡眠品質改善、衍生的抗老化、提升免疫力都有莫大幫助！希望每位遇到睡眠問題的朋友，早日重拾一覺天亮的好眠，每日精神煥發，過著人人稱羨的抗老凍齡生活！

chapter 5

舒眠魔法食譜

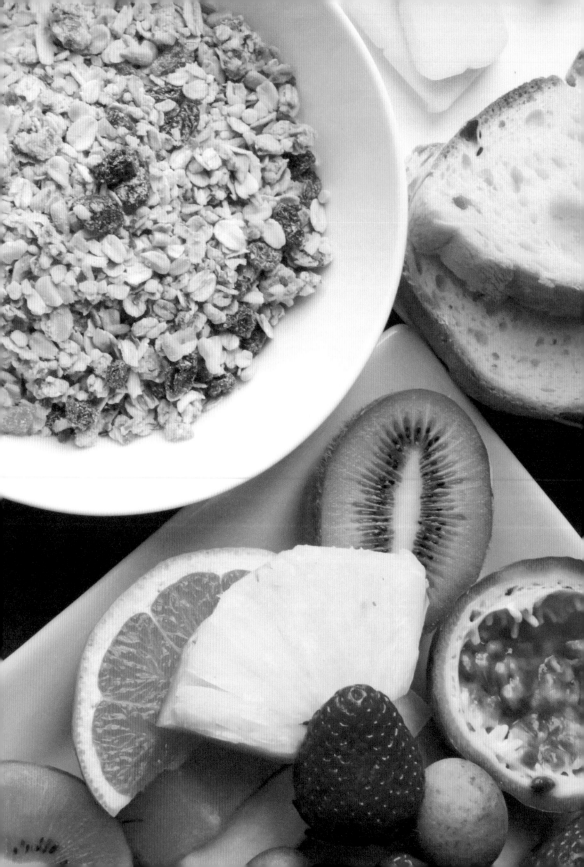

增加代謝力
×10道

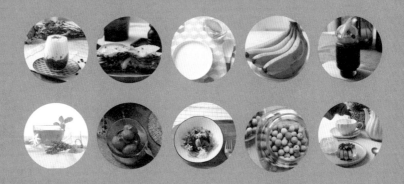

　　隨著年齡或是長期不好的睡眠品質，飲食暴飲暴食、或是為了減肥過度節食，都會讓身體內分泌系統大亂，造成代謝力低落的兇手，常見代謝力低落的現象有冬天四肢手腳冰冷、已經吃很少也會胖以及運動後很難流汗，睡眠品質因為內分泌大亂，而惡性循環變的更加入眠困難，無法進入深度睡眠，好好讓身體休息，上班期間更容易覺得疲倦、無力。

飲食對策：
攝取助眠營養素、抗氧化物質、提升身體溫度的營養素、能量營養素。

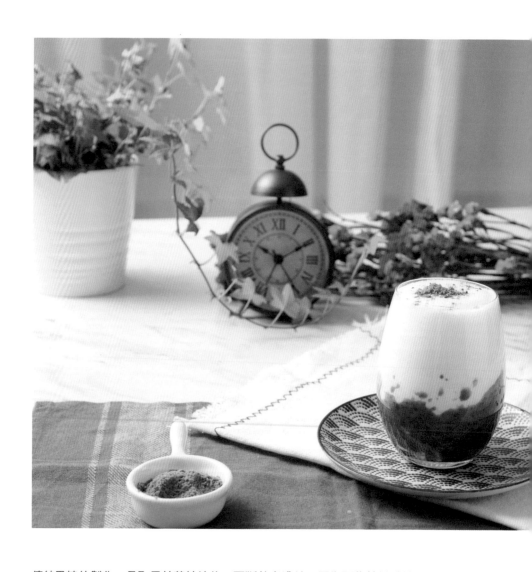

傳統黑糖的製作，是取用甘蔗榨汁後，不斷熬煮濃縮，因為不像精緻砂糖
會在過程中精煉，脫去糖蜜這個部份，因此，保留較多的營養成分，如礦
物質鈣、鉀、鐵、鎂，以及維生素葉酸。此外特別添加超級食物 - 螺旋藻，
螺旋藻本身含有豐富的色胺酸，以及維生素 B 群，平常攝食能夠增加活
力，透過色胺酸合成血清素，再轉換褪黑激素，血清素有效紓緩壓力以及
褪黑激素則幫助進入熟睡狀態。

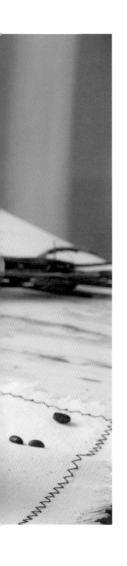

黑糖奶露杯

材料

- 鮮奶 1 杯（250mL）
- 黑糖蜜 1 大匙（15g）
- 螺旋藻粉 1 小匙（3g）

製作步驟

1. 黑糖塊或粉與水的比例為 2：1，取黑糖塊或粉 100g，加入水 50g，輕輕攪拌，開小火熬煮至沸騰，待黑糖塊或粉充分溶解後離火，離火前可以加入蜂蜜 1 大匙（15 g），放涼後貯存於乾淨容器中冷藏保存。

2. 將螺旋藻粉、黑糖蜜加入鮮奶攪拌均勻即可享用。

紓壓小撇步

- 將黑糖蜜與螺旋藻粉混勻，加入透明杯中備用。
- 鮮奶打成綿密奶泡後倒入透明杯中。
- 灑上少許黑糖粉即成紓壓飲品。

每份營養成分	每份基準	250 毫升
營養素項目	數值	單位
熱量	210.95	大卡
碳水化合物	23.46	公克
蛋白質	9.55	公克
脂肪	9.09	公克
膳食纖維	0.24	公克
鈉	102.49	毫克

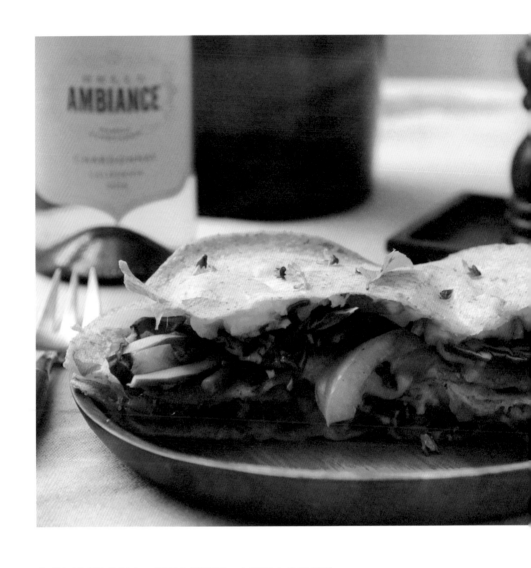

咖哩在料理的世界中，運用非常廣泛，主要是由多種香料複合而成，如薑黃粉、八角、桂皮、丁香…等，每一種香料都有特殊的健康因子，其中拿薑黃來說，目前是世界所公認的超級食物之一，它讓咖哩呈現獨有的色澤及香氣，具有增強消化系統功能、增加身體代謝效率、進而減輕身體負擔；獨特的抗氧化能力能提高身體防禦喔！

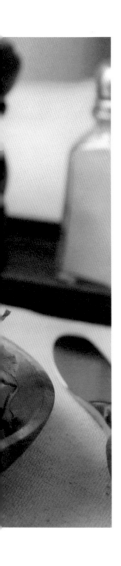

咖哩起士雞肉脆餅

材料／ 4 人份

- 去骨雞胸肉 120g
- 咖哩粉適量
- 蜂蜜 5g
- 全麥餅皮 2 片（110g）
- 起士絲 60g
- 紅甜椒絲 60g
- 黃甜椒絲 60g
- 紫高麗菜 60g

製作步驟

1. 將雞胸肉切片，表面抹上咖哩粉。

2. 熱鍋放入雞胸肉約 2 分鐘，於朝上那面刷上蜂蜜，翻面後再刷另一面，備用。

3. 取 1 片全麥餅皮於烤盤上，灑上 ½ 起士絲、紅甜椒絲、黃甜椒絲、雞胸肉、½ 起士絲，再蓋上另 1 片全麥餅皮。

4. 放入烤箱烤至起士絲融化，對切呈盤即完成。

每份營養成分	每份基準	250 毫升
營養素項目	數值	單位
熱量	143.40	大卡
碳水化合物	15.85	公克
蛋白質	12.21	公克
脂肪	4.91	公克
膳食纖維	0.9	公克
鈉	147.84	毫克

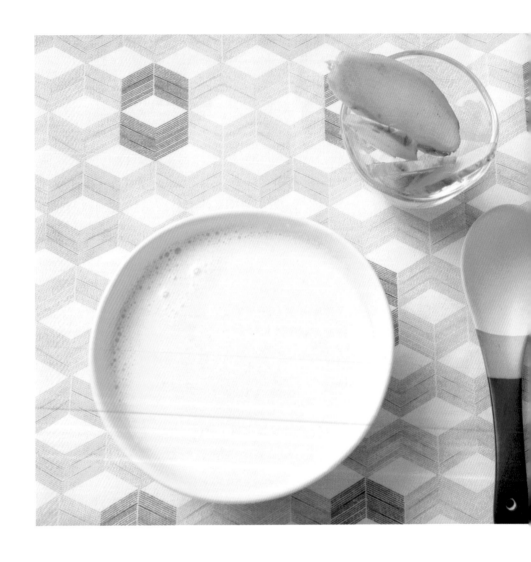

薑辣素（Gingerol）及薑烯酚（Shogaol）是薑的特殊營養成份，能夠加速血液循環、溫暖身體、促進發汗，同時，刺激胃液分泌、興奮腸道、幫助消化的功能。對於薑汁或薑茶辛辣口感較敏感的朋友，可以嚐試這道著名的甜品，透過薑烯酚牛奶的香醇調和掉薑的辛辣刺激，入口滑順生香，而且有暖胃跟提升體溫的效果喔！

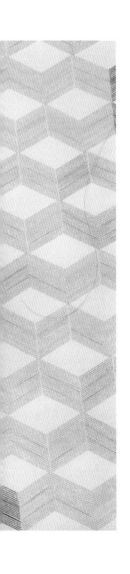

薑汁撞奶凍

材料

- 鮮奶 1 杯（250mL）
- 現磨薑汁 2 大匙 2 小匙（40mL）
- 蜂蜜 1 小匙（5mL）

製作步驟

1. 將老薑研磨濾渣取出薑汁備用。

2. 鮮奶與蜂蜜攪拌均勻，微波 30 秒倒入薑汁，靜置 5 分鐘即可享用。

每份營養成分	每份基準	250 毫升
營養素項目	數值	單位
熱量	187.1	大卡
碳水化合物	19.3	公克
蛋白質	8.0	公克
脂肪	8.9	公克
膳食纖維	-	公克
鈉	98.81	毫克

香蕉可可飲

可可含有可可多酚（cocoa polyphenols），類黃酮（flavonoid）及非黃酮類
（nonflavonoid），具有抗氧化能力、清除自由基，保護身體細胞；搭配香蕉裡
果糖和葡萄糖，能夠適量提供碳水化合物，且富含礦物質鉀、鎂，也可以幫助安
定神經、避免抽筋，另外，牛奶中的鈣質能幫助穩定情緒、放鬆肌肉；但是有乳
糖不耐或是吃香蕉容易產氣的朋友則不建議喔！

材料

- 鮮奶 1 杯（250mL）
- 香蕉半根（40g）
- 可可粉 1 大匙（15g）

製作步驟

1. 香蕉剝皮切片備用。
2. 將可可粉與鮮奶攪拌均勻，可隔水加熱。
3. 香蕉與可可牛奶進果汁機混合攪拌均勻即可。

紓壓小撇步

- 將鮮奶打成綿密奶泡後倒入上方。
- 灑上少許杏仁片即成紓壓飲品。

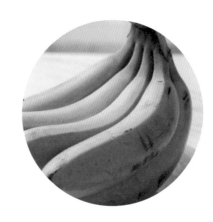

每份營養成分	每份基準	250 毫升
營養素項目	數值	單位
熱量	212.91	大卡
碳水化合物	23.12	公克
蛋白質	9.17	公克
脂肪	10.13	公克
膳食纖維	3.56	公克
鈉	82.75	毫克

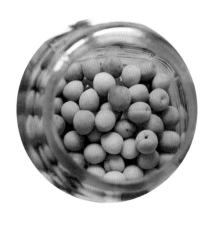

安神梅醋飲

天然梅醋中含有豐富的必需胺基酸、有機酸、抗
氧化物質、礦物質…等,這些成分能幫助人體代
謝、恢復疲倦,提供抗氧化能力。

材料

- 薰衣草 1g
- 水 150mL
- 葡萄汁 80g
- 檸檬汁 5g
- 梅子醋 10g

製作步驟

1. 薰衣草用 150 mL 熱水泡開,靜置 5 分鐘左
   右。
2. 將葡萄汁、檸檬汁、梅子醋加入攪拌均勻即
   可享用。

每份營養成分	每份基準	250 毫升
營養素項目	數值	單位
熱量	53.5	大卡
碳水化合物	14.29	公克
蛋白質	0.1	公克
脂肪	0.02	公克
膳食纖維	0.08	公克
鈉	30.15	毫克

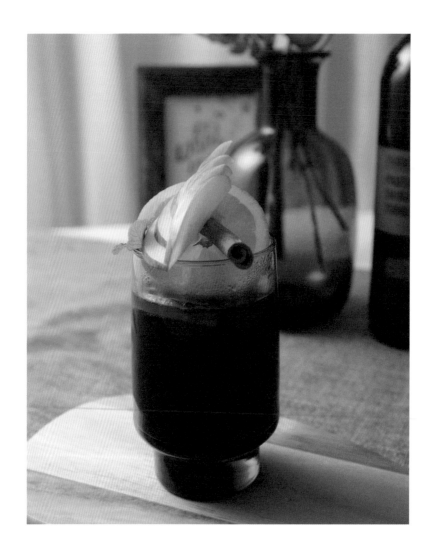

肉桂含有豐富的鈣、鐵、黃烷醇、錳,以及抗氧化劑。研究指出肉桂能提升體溫,有助於提高新陳代謝、也能舒緩情緒,整體來說,香橙肉桂熱紅酒透過加熱散去酒精,保留肉桂的特殊功效,是能促進代謝的飲品。

香橙肉桂熱紅酒

材料

- 紅酒 1 瓶（750ml）
- 蘋果汁 1 杯（250ml）
- 蜂蜜 1 大匙（15g）
- 蘋果 1 顆（150g）
- 柳橙 1 顆（120g）
- 八角 1 顆
- 肉桂棒 1 根
- 肉荳蔻粉 1 小匙（5g）
- 丁香 4 顆
- 黑胡椒粉適量

製作步驟

1. 將蘋果、柳橙切片備用。

2. 蘋果汁、蜂蜜及香料放進鍋中，以中火煮至微滾。

3. 轉小火加入紅酒、蘋果片、柳丁片後，再煮約 10~20 分鐘即可。

> 紓壓小撇步
>
> - 取熱紅酒 150 mL，加入蘋果片及柳橙片。
> - 灑上少許黑胡椒粉即成溫暖的紓壓飲品。

每份營養成分	每份基準	250 毫升
營養素項目	數值	單位
熱量	153.0	大卡
碳水化合物	21.41	公克
蛋白質	0.24	公克
脂肪	0.14	公克
膳食纖維	0.57	公克
鈉	7.8	毫克

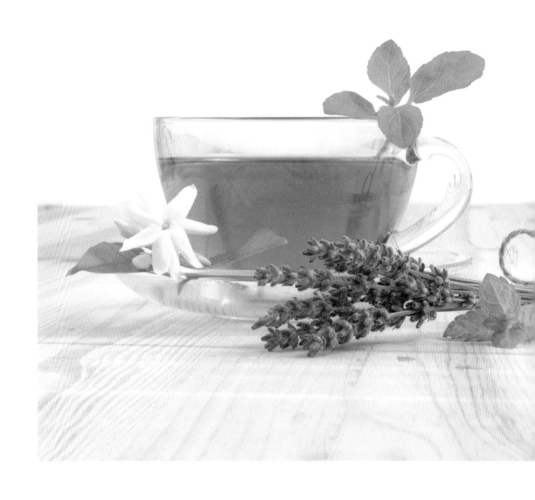

許多文獻指出薰衣草具有紓緩壓力、幫助睡眠、抗菌以及鎮靜效果；薄荷則能促進新陳代謝，增強體力、幫助消化；薰衣草的香氣能讓副交感神經興奮，心跳減緩、紓緩壓力。

薰衣草薄荷茶

許多文獻指出薰衣草具有紓緩壓力、幫助睡眠、抗菌以及鎮靜效果；薄荷則能促進新陳代謝，增強體力、幫助消化；薰衣草的香氣能讓副交感神經興奮，心跳減緩、紓緩壓力。

材料

- 薰衣草 1/2 小匙（2.5g）
- 薄荷葉 1/2 小匙（2.5g）
- 水 250mL
- 蜂蜜適量
- 檸檬片適量

製作步驟

1. 薰衣草和薄荷葉放置於杯中，用 250 mL 熱水泡開，靜置 5 分鐘左右。
2. 將蜂蜜及檸檬片加入即可享用。

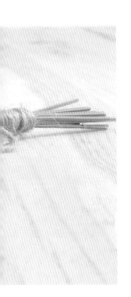

每份營養成分	每份基準	250 毫升
營養素項目	數值	單位
熱量	6.0	大卡
碳水化合物	1.48	公克
蛋白質	0.08	公克
脂肪	0.03	公克
膳食纖維	0.03	公克
鈉	0.57	毫克

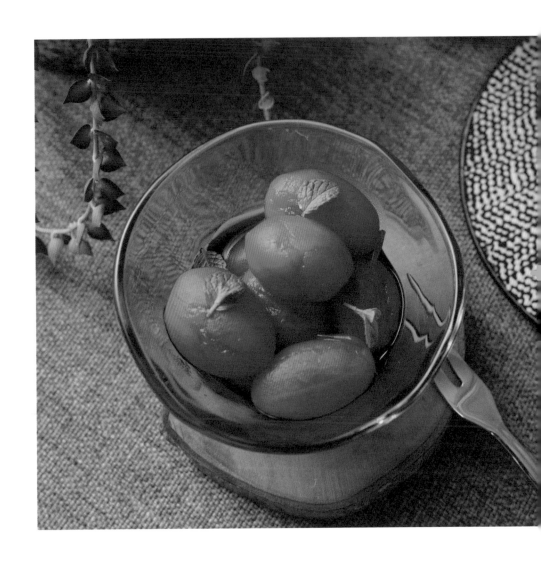

紅酒醋以釀酒葡萄為原料，富含來自葡萄的多酚類，多酚類具有對抗自由基抗氧化能力，番茄中的茄紅素也能調節機能，另外，補充膳食纖維。

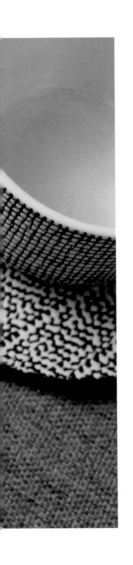

紅酒醋釀番茄

紅酒醋以釀酒葡萄為原料,富含來自葡萄的多酚類,多酚類具有
對抗自由基抗氧化能力,番茄中的茄紅素也能調節機能,另外,
補充膳食纖維。

材料

- 小番茄 100g(約 9~10 顆）
- 蜂蜜 1 大匙(15g）
- 紅酒醋 3 大匙(45mL）
- 紅酒 240mL
- 水 80mL
- 肉桂粉適量

製作步驟

1. 小番茄頂端用刀尖畫十字,放入沸水中,煮約 3 分鐘。

2. 待開口外皮綻開,撈出小番茄,放在有冰塊的水中降溫後,
   剝除外皮。

3. 將蜂蜜、紅酒醋、紅酒以小火煮沸,離火之前拌入蜂蜜均
   勻溶解,放涼備用。

4. 將剝皮的小番茄浸泡到前述紅酒調味醬汁,冷藏醃漬 24 小
   時以上,即可取出灑上肉桂粉食用。

每份營養成分	每份基準	250 毫升
營養素項目	數值	單位
熱量	116.69	大卡
碳水化合物	16.26	公克
蛋白質	1.46	公克
脂肪	1.31	公克
膳食纖維	0.8	公克
鈉	38.59	毫克

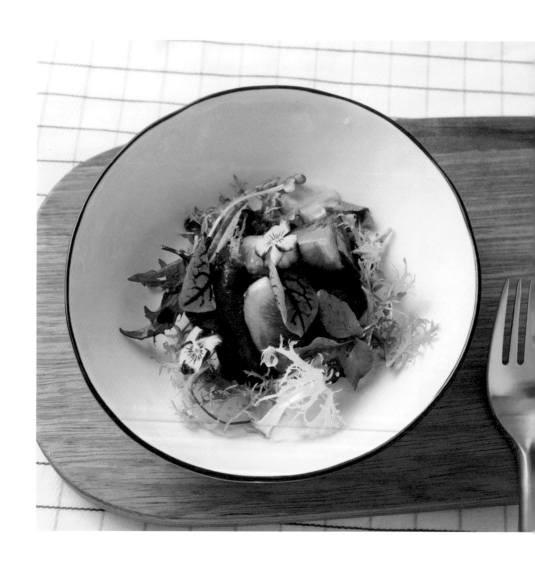

無花果被譽為生命之果，富含膳食纖維，能吸附腸道中的
有害物質，然後排出體外，淨化腸道，促進益生菌在腸道
的繁殖。

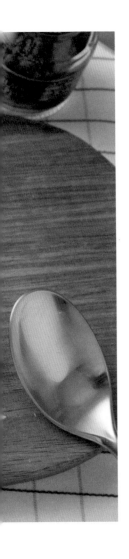

波特酒釀無花果

材料

- 紅酒 1 瓶（750ml）
- 蘋果汁 1 杯（250ml）
- 蜂蜜 1 大匙（15g）
- 蘋果 1 顆（150g）
- 柳橙 1 顆（120g）
- 八角 1 顆
- 肉桂棒 1 根
- 肉荳蔻粉 1 小匙（5g）
- 丁香 4 顆
- 新鮮無花果適量

製作步驟

1. 將蘋果、柳橙切片備用。

2. 蘋果汁、蜂蜜及香料放進鍋中，以中火煮至微滾。

3. 轉小火加入紅酒、蘋果片、柳丁片、無花果後，再煮約 10~20 分鐘。

4. 無花果煮至入味吸收紅酒，放入冷藏一天，味道更豐富有層次。

5. 取 120g 波特酒釀無花果即可享用。

每份營養成分	每份基準	250 毫升
營養素項目	數值	單位
熱量	165.42	大卡
碳水化合物	33.02	公克
蛋白質	3.19	公克
脂肪	0.25	公克
膳食纖維	6.27	公克
鈉	13.63	毫克

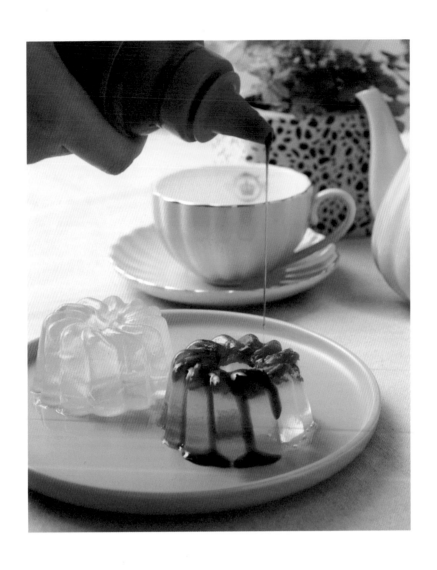

薑酚暖胃跟提升體溫的效果，搭配蜂蜜中和掉辛辣刺激，
也能提供適量的碳水化合物，作為身體能量使用喔！

薑汁蜂蜜凍

材料／ 6 個份

- 老薑 30g
- 水 80g
- 蜂蜜 90g
- 檸檬汁 2 大匙（30g）
- 寒天粉 2g
- 水 650g
- 桂圓乾適量
- 嫩薑適量

製作步驟

1. 老薑切片與水熬煮至沸騰，取出薑片，拌入蜂蜜、檸檬汁，備用。

2. 將寒天粉與水煮至沸騰，轉小火持續，拌入前述材料。

3. 嫩薑切丁、桂圓乾切碎放入模型，再倒入前述，冷藏至成型即可食用。

每份營養成分	每份基準	250 毫升
營養素項目	數值	單位
熱量	50.6	大卡
碳水化合物	12.95	公克
蛋白質	0.11	公克
脂肪	0.07	公克
膳食纖維	0.37	公克
鈉	0.69	毫克

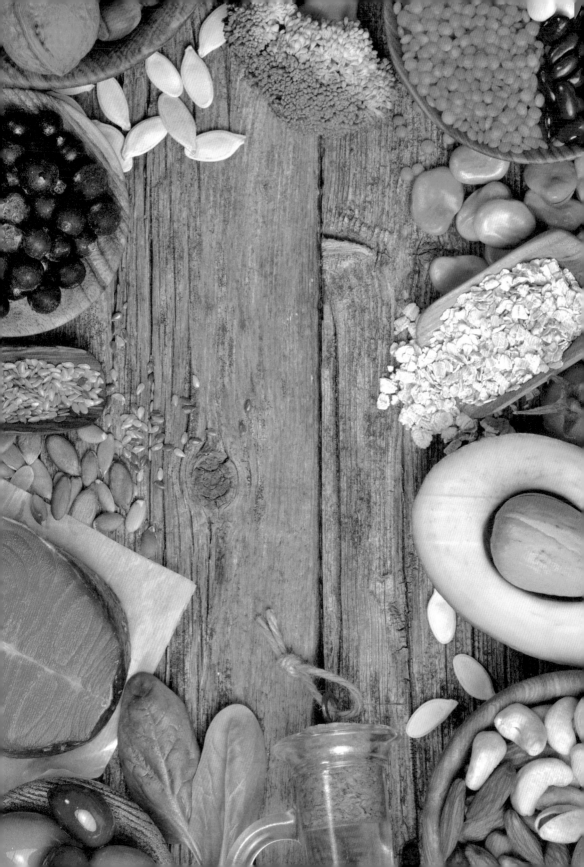

增加美肌力
×10道

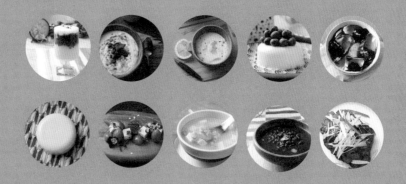

　　肌膚彈性透亮、氣色紅潤光澤，必須補充維生素 C 幫助體內的膠原蛋白質生成，飲食上攝取膠原蛋白的原料。另外，鐵質、葉酸幫助身體製造血紅素，當血紅素充足時，血液循環順暢且良好，氣色自然健康紅潤有光澤，攝取益生菌讓腸道有效處理身體廢物，不堆積體內，如此更能讓肌膚健康有彈性。

飲食對策：
抗氧化物質、維生素 C、膠原蛋白質、益生菌。

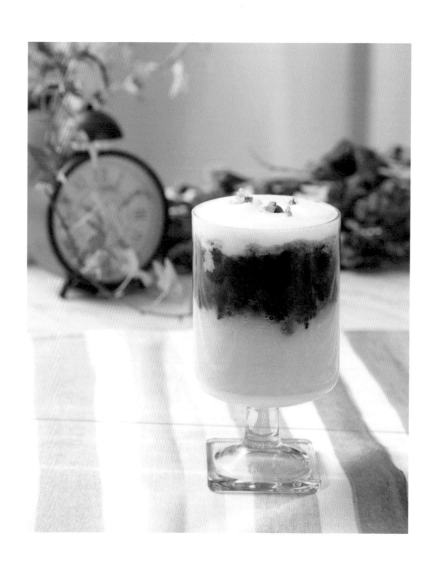

芭樂莓果奶昔

材料

- 芭樂 100g
- 優酪乳 50g
- 綠奇異果 20g
- 水 40g

- 藍莓 10g
- 蔓越莓 10g
- 覆盆莓 10g
- 鮮奶 1 小匙（5mL）

製作步驟

1. 芭樂切塊以及奇異果去皮、切塊。

2. 芭樂、奇異果、優酪乳、水放入果汁機中混合攪打均勻，倒入杯中。

3. 藍莓、蔓越莓、覆盆莓放入果汁機中混合攪打均勻，再倒入杯中。

4. 最後再倒入鮮奶即可。

紓壓小撇步

- 分層的顏色、分層的飲用感受，可以舒緩緊繃的精神。
- 攪拌後再一起飲用，也是另一種飲食樂趣。

每份營養成分	每份基準	250 毫升
營養素項目	數值	單位
熱量	127.05	大卡
碳水化合物	25.99	公克
蛋白質	3.29	公克
脂肪	2.03	公克
膳食纖維	4.73	公克
鈉	31.82	毫克

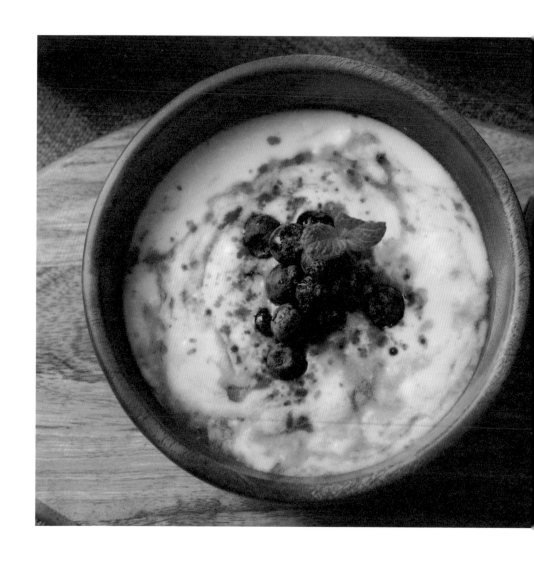

藍莓含有多酚類，具有抗氧化作用，優格中的乳酸菌
是腸胃道益生菌，能幫助腸道健康抵抗壞菌，調節生
理機能，所產生的乳酸以及本身所含的多醣，也具有
免疫提升效果喔！

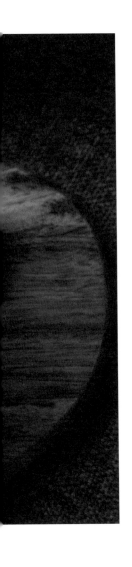

黑糖藍莓優格

材料／ 3 個份

- 全脂鮮奶 500g
- 優酪乳 170g
- 藍莓適量
- 黑糖適量

製作步驟

1. 全脂鮮奶及優酪乳比例約 3:1 為佳，由冰箱取出放於室溫回溫，在自製優格時，全脂鮮奶及優酪乳為未開封的完整包裝。

2. 取 50mL 水倒入電鍋，按下開關約 3 分鐘後，調為保溫狀態。

3. 將全脂鮮奶及優酪乳，放入消毒過容器，再置於保溫電鍋。

4. 經過 6 小時以上保溫發酵，表面凝成固態，即可取出放入冷藏，待冷卻後取出食用。

> **紓壓小撇步**
>
> - 取 200 g 自製優格，放上藍莓、灑上黑糖粉即可食用。

每份營養成分	每份基準	250 毫升
營養素項目	數值	單位
熱量	159.36	大卡
碳水化合物	15.52	公克
蛋白質	7.39	公克
脂肪	7.74	公克
膳食纖維	0.13	公克
鈉	93.83	毫克

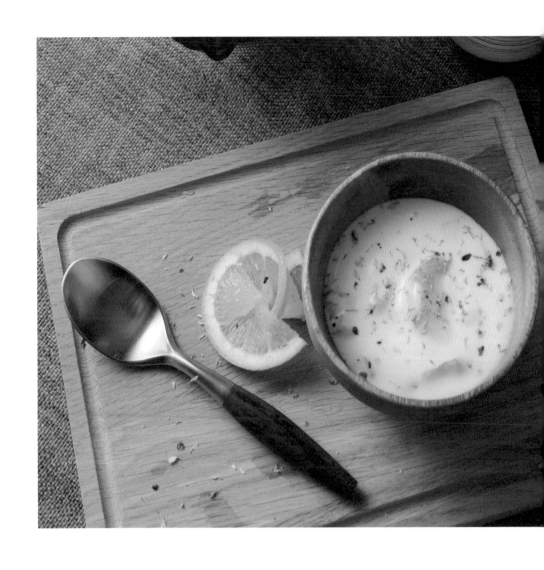

橘瓣緹供膳食纖維以及維他命 C，優格乳酸菌能幫助腸
道調節生理機能，所產生的乳酸以及本身所含的多醣，
也具有免疫提升效果喔！再加上燕麥多醣及膳食纖維
讓整體營養更加分！

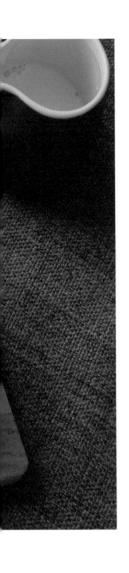

橘瓣優格麥片

材料

- 自製優格 220g
- 燕麥片 20g
- 水 50g
- 柑橘瓣 5g

製作步驟

1. 將燕麥片用熱水沖開。

2. 燕麥片、自製優格拌勻,最後加上柑橘瓣即可食用。

每份營養成分	每份基準	250 毫升
營養素項目	數值	單位
熱量	238.6	大卡
碳水化合物	29.16	公克
蛋白質	9.33	公克
脂肪	9.69	公克
膳食纖維	1.81	公克
鈉	94.04	毫克

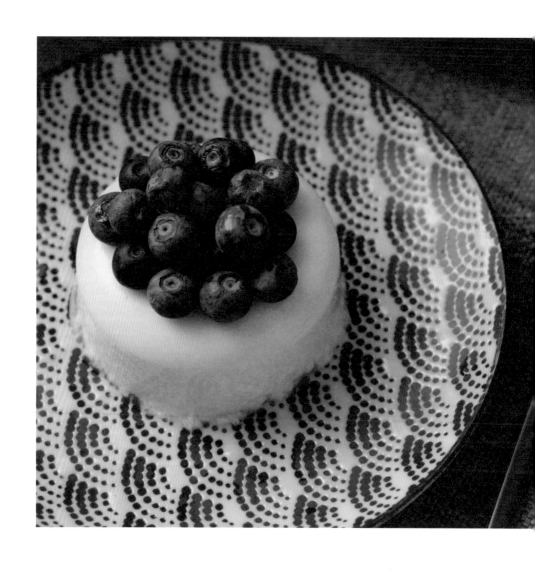

藍莓含有多酚以及鮮奶的鈣質幫助神經穩定、紓緩心
情,藍莓多酚具有強抗氧效果,這道點心可以替代平
常精緻甜點,讓飲食更多元喔!

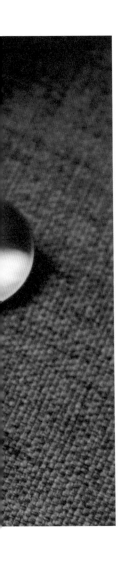

藍莓鮮奶晶凍

材料／ 6 個份

- 鮮奶 2 杯（500mL）
- 水 200g
- 寒天粉 2g
- 蜂蜜 90g
- 冷凍藍莓適量

製作步驟

1. 鮮奶、水與寒天粉煮至沸騰，待寒天粉充分溶解。

2. 離火前再加入蜂蜜拌勻。

3. 放入模型，冷藏至成型，放上藍莓即可食用。

每份營養成分	每份基準	250 毫升
營養素項目	數值	單位
熱量	99.66	大卡
碳水化合物	12.26	公克
蛋白質	2.55	公克
脂肪	2.98	公克
膳食纖維	0.25	公克
鈉	32.06	毫克

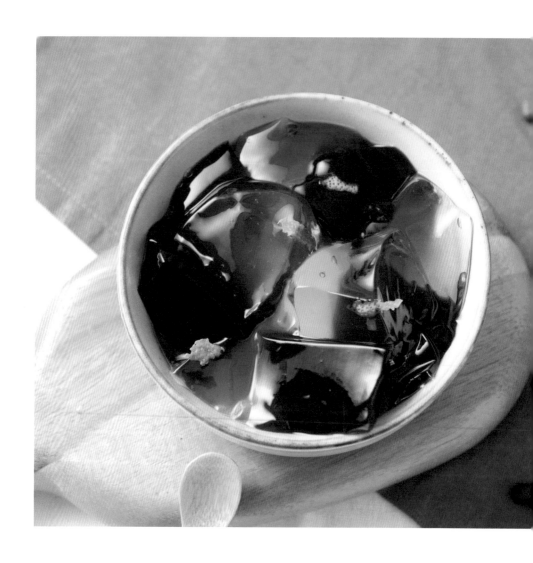

仙草石花菜

材料／ 10 個份

- 石花菜 10g
- 水 10 杯（2,500mL）
- 米醋 1 大匙（15g）

- 仙草 1 兩（35.5g）
- 蜂蜜適量
- 檸檬汁適量

製作步驟

1. 石花菜洗淨後，與水、米醋煮至沸騰，取 1/2 加入仙草轉小火，繼續煮至沸騰。

2. 將石花菜液體及仙草石花菜液，分別用果汁機攪拌均勻，用紗布過濾取渣，放入模型中，冷藏成型即可取出加入蜂蜜、檸檬汁享用。

每份營養成分	每份基準	250 毫升
營養素項目	數值	單位
熱量	18.61	大卡
碳水化合物	4.8	公克
蛋白質	0.01	公克
脂肪	0.01	公克
膳食纖維	0.74	公克
鈉	0.8	毫克

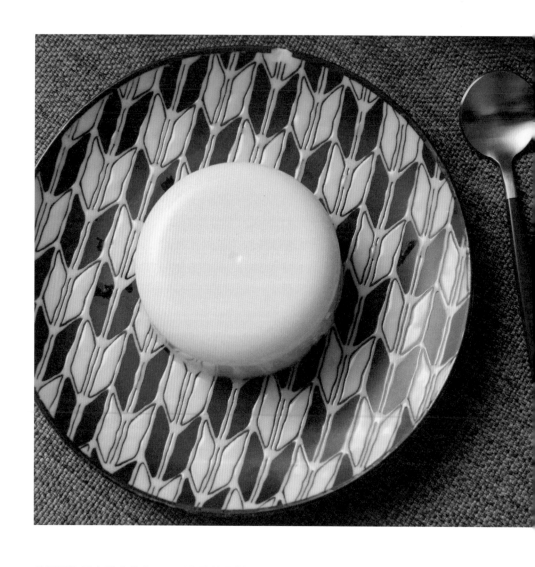

黃豆因為蛋白質含量高，可以作為植物性的蛋白質來源，常見的豆製品，如：豆干、豆腐…等，都可以作為素食朋友的優質蛋白質補充，另外，黃豆製品所含有特殊營養成分大豆異黃酮（Isoflavone），因其特殊的生理功效，類似人體的雌激素，也被稱為植物雌激素！科學研究指出大豆異黃酮，可以緩解女性更年期症狀，也具有降低膽固醇、預防骨質疏鬆、減少心血管疾病…等！

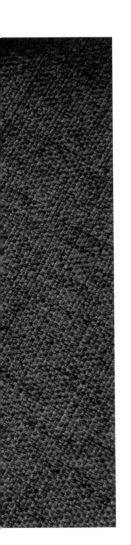

豆漿鮮奶酪

材料／ 3 個份

- 無糖豆漿 1 杯（250mL）
- 鮮奶 1 杯（250mL）
- 蜂蜜 50g
- 寒天粉 2g

製作步驟

1. 無糖豆漿、鮮奶輕輕攪拌，開小火煮至沸騰，再加入寒天粉邊攪拌，煮至寒天粉充分溶解後離火。

2. 離火前加入蜂蜜拌勻，再倒入模型冷藏成型，即可取出享用。

每份營養成分	每份基準	250 毫升
營養素項目	數值	單位
熱量	147.83	大卡
碳水化合物	25.91	公克
蛋白質	4.45	公克
脂肪	3.73	公克
膳食纖維	1.22	公克
鈉	93.75	毫克

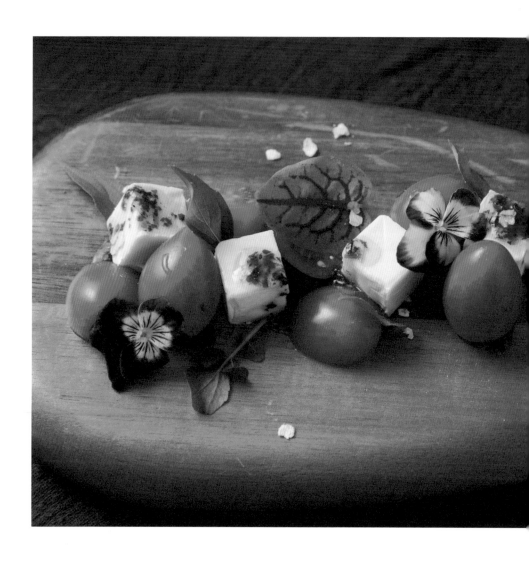

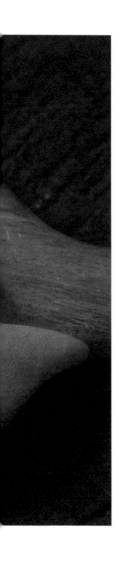

馬茲瑞拉起司蕃茄

材料

- 軟質乳酪 20g
- 聖女小番茄 60g
- 食用花卉適量
- 橄欖油適量

製作步驟

1. 聖女小番茄切半、軟質乳酪切成 1 公分立方丁狀，均勻放在盤上。

2. 灑上橄欖油及裝飾食用花卉，即可食用。

每份營養成分	每份基準	250 毫升
營養素項目	數值	單位
熱量	86.68	大卡
碳水化合物	4.21	公克
蛋白質	3.28	公克
脂肪	6.59	公克
膳食纖維	0.51	公克
鈉	210.74	毫克

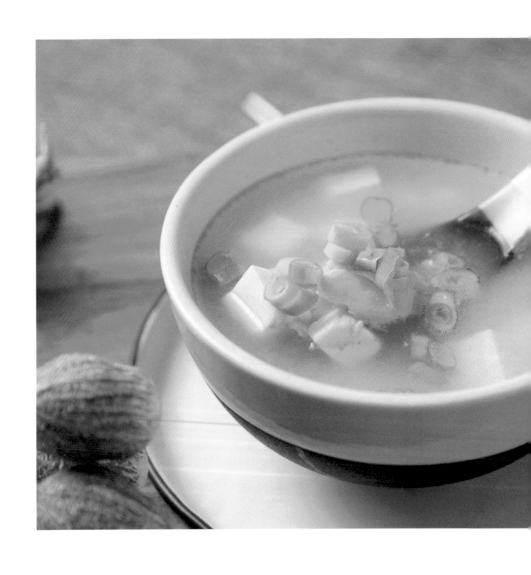

味噌是發酵食品，原料為黃豆，所以含有優良蛋白質、多
種胺基酸、鐵、磷、鈣、鉀、維生素 E、維生素 B 群、大
豆異黃酮、卵磷脂等營養素，因為經過發酵過程，營養素
多變為好吸收小分子。

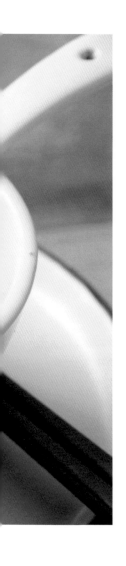

鮭魚豆腐味噌湯

材料／ 4 個份

- 昆布 15g
- 柴魚片 15g
- 水 3 杯（750mL）
- 板豆腐 75g
- 鮭魚 60g
- 味噌 100g
- 青蔥 1 小匙（3g）

製作步驟

1. 取昆布加入水，熬煮至沸騰轉小火煮約 20 分鐘，取湯測試有鮮味即可，離火前加入柴魚片，輕輕攪拌，再把昆布、柴魚片過濾，保留高湯。

2. 將板豆腐、鮭魚切成 2 公分正方小丁，到入鍋中小火煮至鮭魚熟。

3. 味噌與取部分高湯拌勻，再到入鍋中，即可享用。

紓壓小撇步

- 添加海帶芽，增加飽足感及口感豐富度。

每份營養成分	每份基準	250 毫升
營養素項目	數值	單位
熱量	127.01	大卡
碳水化合物	11.38	公克
蛋白質	10.48	公克
脂肪	4.44	公克
膳食纖維	0.39	公克
鈉	67.28	毫克

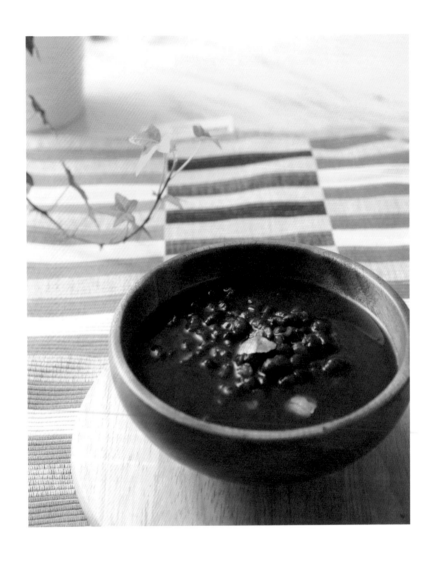

紅豆是屬於全穀類的碳水化合物，富含離胺酸及維生素B
群，礦物質含鉀、鐵，鐵是參與紅血球的形成、構成血紅
素的重要營養素。

陳皮紅豆湯

材料／4 個份

● 紅豆 150g

● 陳皮 10g

● 水 4 杯（1000mL）

● 蜂蜜適量

製作步驟

1. 紅豆放入滾水川燙後，過冷水冷卻，冷凍隔夜。

2. 將冷凍紅豆加水煮滾後，轉小火續煮 20 分鐘左右，加入陳皮悶煮 10 分鐘。

3. 取 250g 陳皮紅豆湯，加入適量蜂蜜即可享用。

每份營養成分	每份基準	250 毫升
營養素項目	數值	單位
熱量	113.32	大卡
碳水化合物	21.07	公克
蛋白質	7.41	公克
脂肪	0.22	公克
膳食纖維	4.41	公克
鈉	1.42	毫克

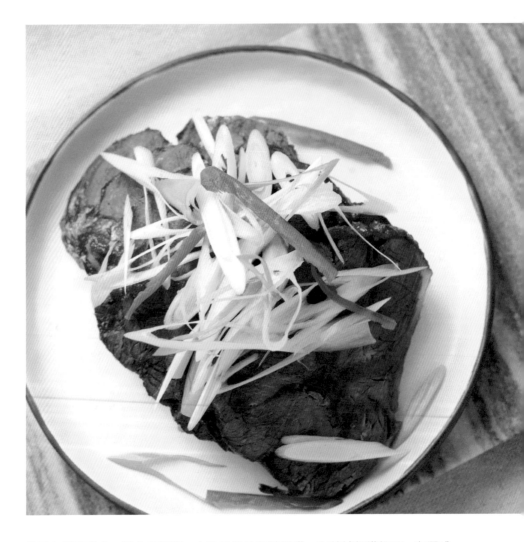

牛腱有精瘦的肉，還含有連接、支持功能的結締組織，在結締組織裡頭，主要成分是膠原蛋白，因此，牛腱適合用滷煮的方式來料理，經過滷煮後會產生膠質般的口感，同時因為膠質的關係，也能保留水分維持肉質的柔嫩。

膠原蛋白是屬於大分子蛋白質，無法經由塗抹方式，進入人體內，而當人體攝取適量胺基酸、小胜肽⋯等後，身體有充足原料便會啟動膠原蛋白合成，輔以補充適量維他命 C，體內膠原蛋白合成也會更順利。以營養來看，牛腱有豐富的蛋白質，還有豐富的維生素 B 群、葉酸以及鐵質，熱量也相對較低，適合睡前作為適量食用補充蛋白質以及補充鐵質！

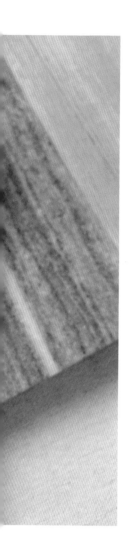

眷村香滷牛腱心

材料／5 人份

- 滷包 1 個
- 醬油 0.5 杯（125mL）
- 甜醬油膏 4 大匙（60ML）
- 米酒 4 大匙（60mL）
- 冰糖 1 大匙（15g）
- 水 2 杯（500mL）
- 牛腱 1 個 600g
- 蔥 1 根
- 薑 4 片 10g
- 辣椒 1 個

製作步驟

1. 將滷包與水放置鍋中浸泡 20 分鐘。

2. 開大火，加入醬油、甜醬油膏、米酒、冰糖煮滾後備用。

3. 牛腱川燙去血水，待肉一收縮，撈起沖冷水備用。

4. 蔥洗淨切成蔥段，辣椒切片備用。

5. 起油鍋，放入蔥段、薑片、辣椒圈爆香，加入滷汁煮沸，
   轉中火煮 20 分鐘，調為小火滷 10 分鐘，熄火續悶 10 分鐘。

6. 撈出牛腱切片，灑上蔥花以及辣椒圈即可食用。

每份營養成分	每份基準	250 毫升
營養素項目	數值	單位
熱量	173.29	大卡
碳水化合物	0.89	公克
蛋白質	24.07	公克
脂肪	7.24	公克
膳食纖維	-	公克
鈉	255.47	毫克

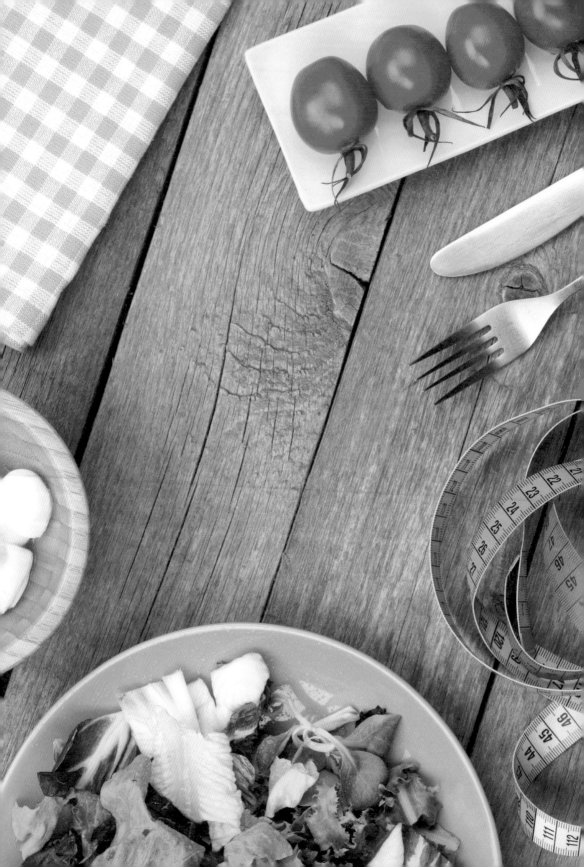

強化修復力
×10道

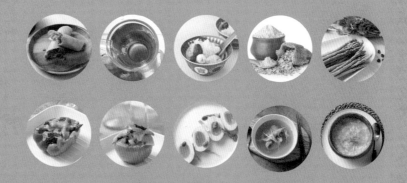

進入熟睡階段後，身體開始進行修復，因此，在日常飲食中，增加優質蛋白質、抗氧化多酚類以及免疫多醣，將對身體保健有助益。

飲食對策：
抗氧化物質、優質蛋白質。

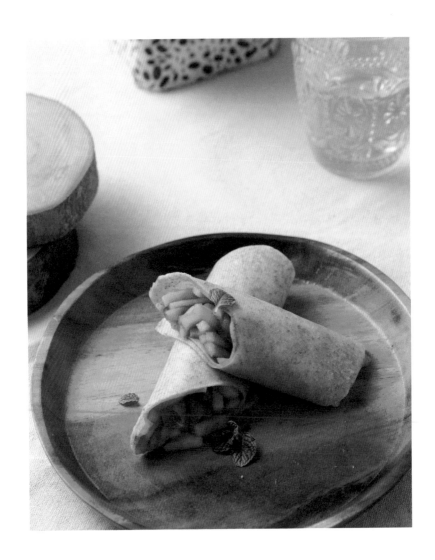

肉桂蘋果捲

材料／ 2 個份

- 全麥餅皮 2 片（110g）
- 蘋果 1 顆（150g）
- 蜂蜜 1 大匙（15g）
- 肉桂 1/4 小匙（1.25g）
- 蘭姆酒 1 小匙（5mL）
- 檸檬汁 1 小匙（5mL）

製作步驟

1. 蘋果去核後，切成絲並用薄鹽水浸泡，取出備用。

2. 平底鍋刷上薄薄一層奶油，加入蘋果絲輕輕拌炒至軟。

3. 再加入蜂蜜、肉桂與蘋果絲拌炒。

4. 最後加入蘭姆酒、檸檬汁，將汁液略為收乾。

5. 取肉桂蘋果鋪於全麥餅皮，捲起收口對切即可享用。

每份營養成分	每份基準	250 毫升
營養素項目	數值	單位
熱量	155.47	大卡
碳水化合物	39.83	公克
蛋白質	2.61	公克
脂肪	1.83	公克
膳食纖維	0.45	公克
鈉	97.76	毫克

黑棗薑母茶

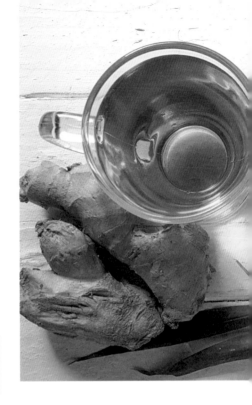

材料

- 水 2 杯（500mL）
- 黑棗 5~6 顆
- 老薑 4~5 片（10g）

製作步驟

1. 老薑切片及黑棗去核，放入水中大火煮至沸騰，接續以小火煮 15 分鐘即成。

紓壓小撇步

- 食用煮後的黑棗可增加膳食纖維。

每份營養成分	每份基準	250 毫升
營養素項目	數值	單位
熱量	13.92	大卡
碳水化合物	3.30	公克
蛋白質	0.18	公克
脂肪	0.02	公克
膳食纖維	0.63	公克
鈉	0.54	毫克

桂花酒釀銀耳

材料／3 個份

- 新鮮白木耳 1 朵（100g）
- 食用乾桂花 1 小匙（3g）
- 酒釀 50g
- 水 2 杯（500mL）
- 蜂蜜適量

製作步驟

1. 白木耳清洗後剪成片狀。

2. 將白木耳、乾桂花、水放入鍋中煮至沸騰，
   轉小火放入酒釀。

3. 小火續煮至有膠質感出現。

4. 淋上適量蜂蜜即可享用。

每份營養成分	每份基準	250 毫升
營養素項目	數值	單位
熱量	42.74	大卡
碳水化合物	9.17	公克
蛋白質	1.13	公克
脂肪	0.18	公克
膳食纖維	2.25	公克
鈉	9.68	毫克

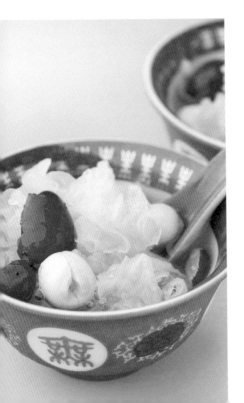

藕粉麥片糕

材料／4 個份

- 即食燕麥片 1 杯（80g）
- 水 1 杯（250mL）
- 蓮藕粉 30g
- 桂花蜜適量
- 黑芝麻適量

製作步驟

1. 燕麥片加入熱水 250 mL，稍微靜置 3 分鐘。

2. 再拌入蓮藕粉攪拌至均勻。

3. 放入電鍋蒸約 15 分鐘至熟透（約外鍋 1 杯水時間），放涼切片。

4. 淋上適量桂花蜜即可享用。

每份營養成分	每份基準	250 毫升
營養素項目	數值	單位
熱量	109.53	大卡
碳水化合物	20.9	公克
蛋白質	2.01	公克
脂肪	2.11	公克
膳食纖維	1.85	公克
鈉	0.79	毫克

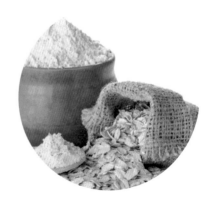

鳳梨蘆筍蜂蜜汁

材料

- 鳳梨 40g
- 蘆筍 5 根（80g）
- 薄荷葉 1/2 小匙（2.5g）
- 水 250mL
- 蜂蜜適量
- 檸檬汁適量

製作步驟

1. 薄荷葉放置於杯中，用 250 mL 熱水泡開，靜置 5 分鐘左右，放涼冷藏備用。

2. 蘆筍切段、鳳梨切塊與前述薄荷葉用果汁汁攪拌均勻。

3. 將蜂蜜及檸檬片加入即可享用。

每份營養成分	每份基準	250 毫升
營養素項目	數值	單位
熱量	29.32	大卡
碳水化合物	7.16	公克
蛋白質	0.45	公克
脂肪	0.12	公克
膳食纖維	1.38	公克
鈉	8.53	毫克

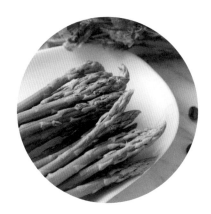

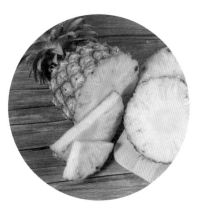

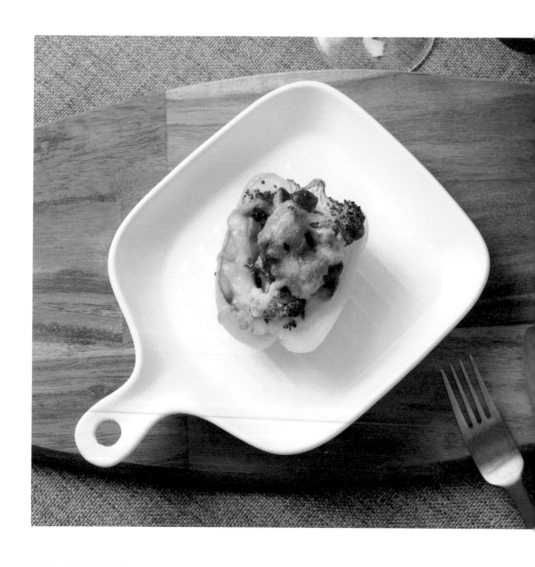

紅椒、黃椒的營養價值相當豐富，以整體紅椒、黃椒的營養價值而言，食材亮點為每 100 公克紅椒、黃椒含有的維生素 C 量約是每 100 公克檸檬的 3 倍，繽紛的顏色來自於具有抗氧化能力的多酚、β 胡蘿蔔素以及辣椒紅素…等，而每 100 公克所含的熱量僅約 30 大卡，很適合作為體重管理、增加身體代謝的食材喔！

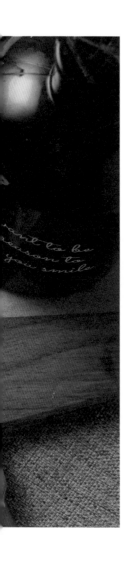

甜椒沙拉盅

甜椒起士牛肉盅

材料／ 1 個份

- 黃甜椒 1/2 個（100g）
- 綠花椰菜 20g
- 牛肉片 20g
- 起士絲 15g
- 橄欖油適量

製作步驟

1. 黃甜椒對切、挖籽備用。

2. 將牛肉片、綠花椰菜稍微川燙。

3. 依序放入牛肉片、綠花椰菜、起士絲，烤箱烤至起士絲融化。

4. 淋上適量橄欖油即可享用。

每份營養成分	每份基準	250 毫升
營養素項目	數值	單位
熱量	117.77	大卡
碳水化合物	7.63	公克
蛋白質	9.69	公克
脂肪	5.71	公克
膳食纖維	2.42	公克
鈉	99.55	毫克

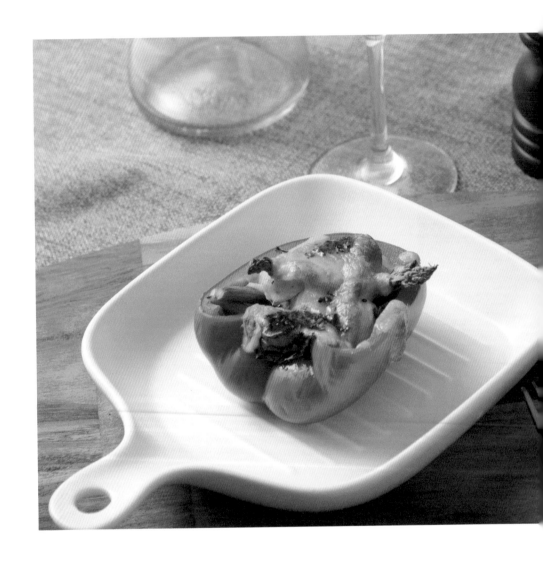

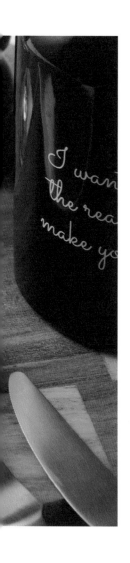

甜椒沙拉盅

甜椒蘆筍雞肉盅

材料／ 1 個份

- 紅甜椒 1/2 個（100g）
- 蘆筍 1 根（16g）
- 雞胸肉 20g
- 起士絲 15g
- 橄欖油適量

製作步驟

1. 紅甜椒對切、挖籽備用。

2. 將雞胸肉、蘆筍切段稍微川燙。

3. 依序放入雞胸肉、蘆筍、起士絲，烤箱烤至起士絲融化。

4. 淋上適量橄欖油即可享用。

每份營養成分	每份基準	250 毫升
營養素項目	數值	單位
熱量	116.65	大卡
碳水化合物	8.44	公克
蛋白質	9.13	公克
脂肪	5.26	公克
膳食纖維	1.92	公克
鈉	95.18	毫克

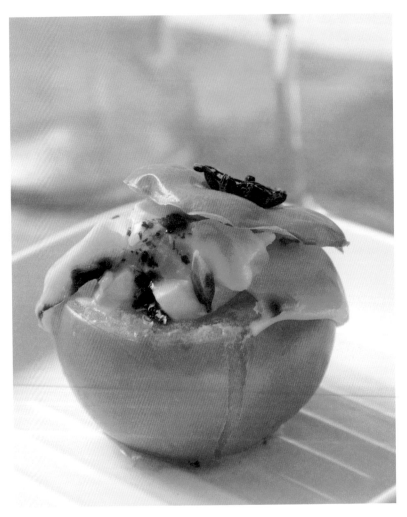

茄紅素是被歸類為類蘿蔔素的一種脂溶性營養素，能夠賦予蔬果紅色色調的外觀，蕃茄越紅也代表茄紅素含量越高，本身也是天然的抗氧化劑，而抗氧化力的作用，主要能幫助身體對抗自由基的攻擊，避免一些因自由基造成的健康損害。近期科學研究指出，茄紅素對於預防心血管問題以及乳癌、前列腺癌，有正面的效益，經過炒製加熱的茄紅素，在人體利用率會更有效的提升，也更有助於身體健康，建議適量攝取有益促進身體健康。營養師的叮嚀，在食用的時候也要把蕃茄皮一起吃掉，才能補充到較多的茄紅素；料理本身經過溫度加熱，以及油脂同時存在的料理條件下，能讓人體更好消化及吸收喔！

起士豆腐番茄塔

材料

- 牛番茄 1 顆（150g）
- 嫩豆腐 30g
- 起士片 1 片
- 橄欖油適量

製作步驟

1. 由 ⅓ 處切開牛番茄，挖出籽備用。

2. 嫩豆腐切丁與番茄籽拌勻，放入牛番茄中。

3. 蓋上 1 片起士片，烤箱烤至起士片微融。

4. 蓋上番茄蓋，淋上適量橄欖油即可享用。

每份營養成分	每份基準	250 毫升
營養素項目	數值	單位
熱量	116.0	大卡
碳水化合物	7.17	公克
蛋白質	6.13	公克
脂肪	7.28	公克
膳食纖維	1.78	公克
鈉	342.11	毫克

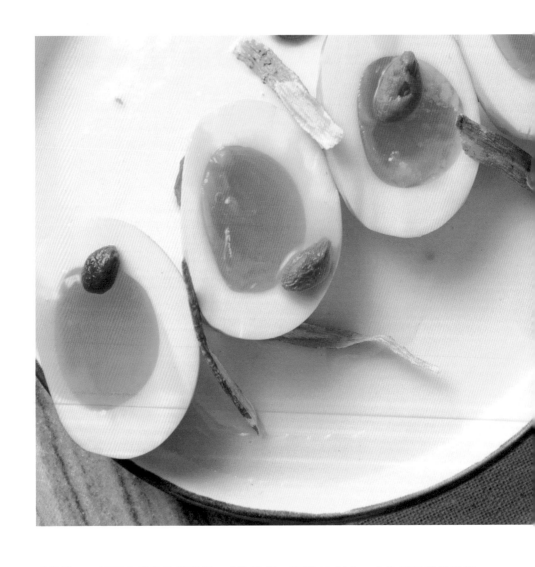

「雞蛋」，以蛋白質的品質來看，「生物價」高達 90 以上，由此顯示雞蛋是優質蛋白質來源，很容易被人體消化吸收、利用，而除了蛋白質之外，雞蛋還含有卵磷脂、維生素 A、維生素 B 群等健康營養素。特別介紹卵磷脂（Lecithin）主要存在雞蛋蛋黃，是人體細胞膜重要的成份，卵磷脂主要成分是磷脂醯膽鹼（Phosphatidylcholine）能在體內轉換為神經傳導物乙醯膽鹼（Acetylcholine），有效幫助學習及記憶，所以吃蛋時候記得吃蛋黃，適量攝取能增進身體健康喔！

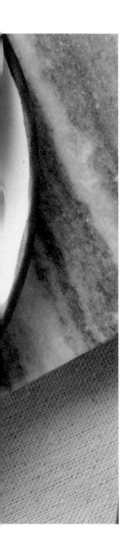

黃耆糖心蛋

材料／ 5 個份

- 雞蛋 5 顆
- 醬油半杯（125mL）
- 味霖半杯（125mL）
- 米酒半杯（125mL）
- 水 1 杯（250mL）
- 薑片 10g
- 蒜頭 10g
- 黃耆 10g

製作步驟

1. 冷藏雞蛋恢復室溫，靜置 5 分鐘左右。

2. 醬油、味霖、米酒、水、薑片、蒜頭、黃耆放在鍋中煮滾，放涼備用。

3. 另起一鍋水煮滾後放入雞蛋，煮約 5~6 分鐘，邊煮邊攪拌。

4. 取出雞蛋後放入冰水迅速降溫。

5. 雞蛋剝好殼後，放入已冷卻的滷汁，再放入冷藏冰箱浸泡 24 小時。

6. 取出切半呈盤即可享用。

每份營養成分	每份基準	250 毫升
營養素項目	數值	單位
熱量	85.22	大卡
碳水化合物	0.61	公克
蛋白質	7.08	公克
脂肪	5.74	公克
膳食纖維	0.02	公克
鈉	107.54	毫克

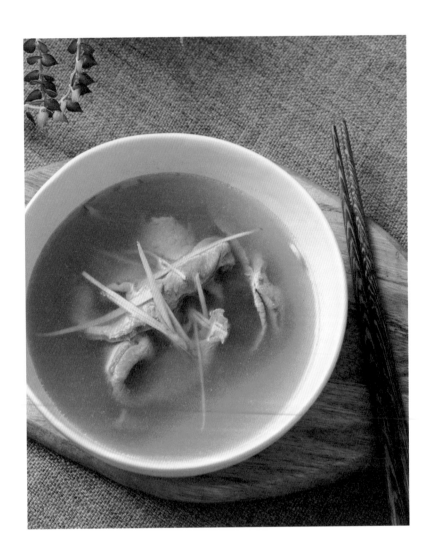

薑絲牛肉湯

材料／3 個份

- 老薑 15g
- 柴魚片 15g
- 水 3 杯（750mL）

- 牛肉片 60g
- 薑絲適量

製作步驟

1. 將老薑切片與水煮滾後、離火前加入柴魚片，輕輕攪拌，再把老薑、柴魚片過濾，保留高湯。

2. 取高湯加熱至沸騰熄火，再加入牛肉片入鍋中，放上適量薑絲即可享用。

> 紓壓小撇步
>
> - 使用冷藏的薄片牛肉，入鍋後依個人喜好即可起鍋，可保留軟嫩口感。

每份營養成分	每份基準	250 毫升
營養素項目	數值	單位
熱量	45.66	大卡
碳水化合物	0.79	公克
蛋白質	8.11	公克
脂肪	1.1	公克
膳食纖維	0.13	公克
鈉	34.68	毫克

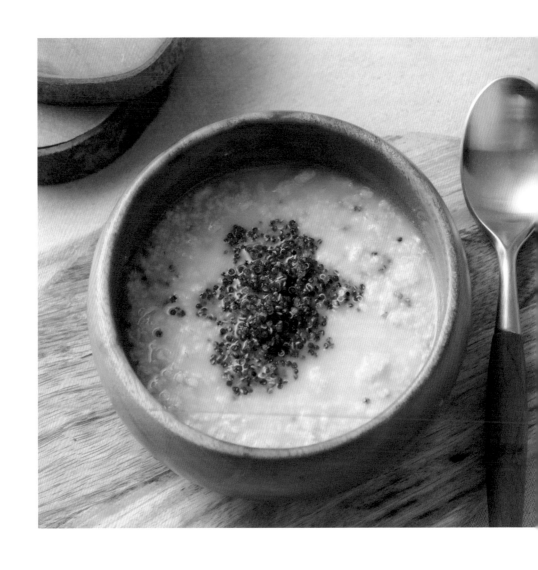

藜麥富含膳食纖維，能增加腸胃蠕動，並且低脂肪低熱
量、食用有飽足感以及不含麩質，豆腐以及雞肉提供優質
蛋白質，另外，豆腐中的大豆異黃酮還是天然雌激素，能
幫助代謝喔！

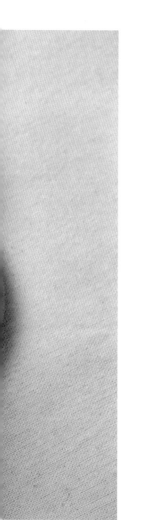

紅藜麥雜糧粥

材料／4 個份

- 紅藜麥 60g
- 糙米 60g
- 燕麥片 60g
- 高麗菜絲 60g

- 嫩豆腐 30g
- 雞胸肉絲 30g
- 水 3 杯（750mL）
- 胡椒粉適量

製作步驟

1. 將紅藜麥蒸熟備用。

2. 糙米洗淨泡水 1 小時後，加入燕麥片煮至沸騰，轉小火續煮。

3. 最後放入雞胸肉絲、嫩豆腐煮至沸騰。

4. 灑上胡椒粉，加上紅藜麥即可享用。

每份營養成分	每份基準	250 毫升
營養素項目	數值	單位
熱量	188.5	大卡
碳水化合物	32.64	公克
蛋白質	7.29	公克
脂肪	3.16	公克
膳食纖維	4.35	公克
鈉	9.38	毫克

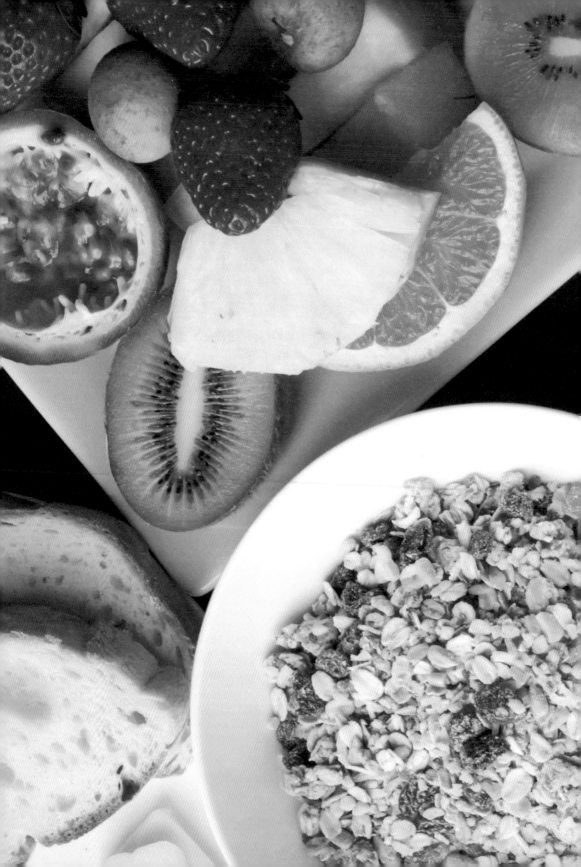

促進美瞳力
×10道

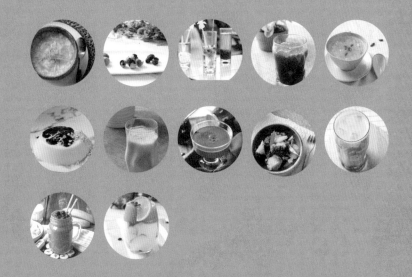

明亮的眼睛需要日常提供好的營養補給，利用這些營養成份維持視力，避免現代生活環境的藍光危害。

飲食對策：
抗氧化物質、β-胡蘿蔔素、葉黃素。

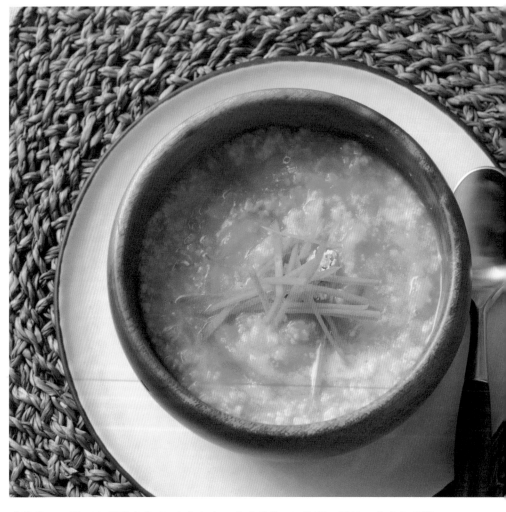

「南瓜」，每 100 公克含有 60 大卡左右，含水份約 80 公克，另外，亦含有多種有益健康的營養成份，如膳食纖維、維生素 A、B、C 以及礦物質…等微量元素，能夠維護身體機能。南瓜還含有果膠成分，屬於可溶性膳食纖維，能夠在腸胃道吸著水分、保留水分，讓糞便柔軟易於排出，也能吸附有毒物質，並且減少有毒物質接觸腸胃道的時間，有效保持腸胃道健康，而平日在攝取膳食纖維的時候，也要記得多補充水分，才能發揮膳食纖維保留、吸收水分的最大效益。另外，紅蘿蔔、南瓜富含 β - 胡蘿蔔素，在肝臟中能轉換成為視網醇即維生素 A，維持視網膜正常的必需營養素，必須注意食用過多會造成皮膚膚色偏黃！

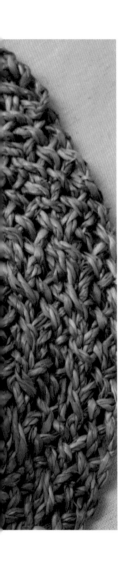

蘿蔔南瓜粥

材料／4 個份

- 紅蘿蔔 30g
- 燕麥片 120g
- 南瓜 60g
- 嫩豆腐 30g
- 水 3 杯（750mL）

製作步驟

1. 將紅蘿蔔切絲川燙備用。

2. 南瓜去皮切塊蒸熟，壓成泥備用。

3. 燕麥片、嫩豆腐、水煮至沸騰，依序鋪上南瓜泥、紅蘿蔔絲即可享用。

每份營養成分	每份基準	250 毫升
營養素項目	數值	單位
熱量	135.05	大卡
碳水化合物	23.43	公克
蛋白質	3.64	公克
脂肪	3.21	公克
膳食纖維	3.16	公克
鈉	8.89	毫克

桂圓枸杞茶

枸杞是超級食物的一種，含有維生素 A、胡蘿蔔素等抗氧化物質，有助於視力保健。

材料／4 個份

- 桂圓乾 50g
- 枸杞 1 小匙（3g）
- 紅棗 10 顆
- 水 4 杯（1000mL）

製作步驟

1. 將桂圓乾、枸杞、紅棗與水一同煮滾後，轉小火續煮至紅棗甜味釋出。
2. 加入適量蜂蜜即可享用。

每份營養成分	每份基準	250 毫升
營養素項目	數值	單位
熱量	40.47	大卡
碳水化合物	9.95	公克
蛋白質	0.73	公克
脂肪	0.16	公克
膳食纖維	0.58	公克
鈉	4.75	毫克

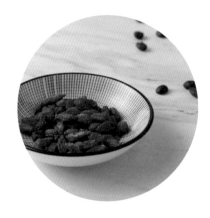

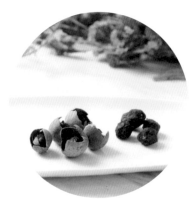

菊花枸杞茶

材料／ 4 個份

- 菊花 2 小匙（10g）
- 枸杞 1 小匙（3g）
- 水 250mL
- 蜂蜜適量

製作步驟

1. 菊花和枸杞放置於杯中，用 250mL 熱水泡開，靜置 5 分鐘左右。
2. 將蜂蜜加入即可享用。

每份營養成分	每份基準	250 毫升
營養素項目	數值	單位
熱量	87.0	大卡
碳水化合物	21.52	公克
蛋白質	0.37	公克
脂肪	0.02	公克
膳食纖維	0.43	公克
鈉	57.63	毫克

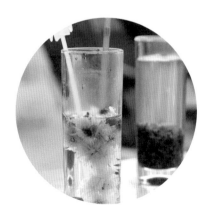

百香紫蘿蔔汁

材料

- 百香果 1 顆（90g）
- 紫胡蘿蔔 1 根（90g）
- 水半杯（125mL）
- 檸檬汁 1 小匙（5mL）
- 蜂蜜適量

製作步驟

1. 百香果切開取汁液及果肉，備用。

2. 百香果汁液及果肉、紫胡蘿蔔、水，放入果汁機攪拌均勻。

3. 最後加入檸檬汁及適量蜂蜜即可飲用。

每份營養成分	每份基準	250 毫升
營養素項目	數值	單位
熱量	78.95	大卡
碳水化合物	14.31	公克
蛋白質	2.4	公克
脂肪	2.11	公克
膳食纖維	5.72	公克
鈉	58.64	毫克

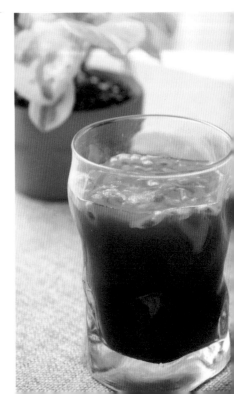

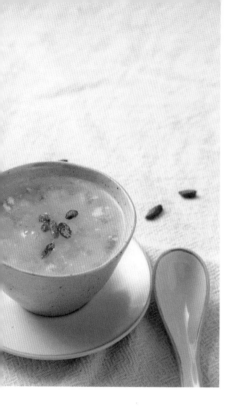

枸杞銀耳粥

材料／ 3 個份

- 新鮮白木耳 1 朵（100g）
- 枸杞 1 小匙（3g）
- 燕麥片 30g
- 水 3 杯（750mL）
- 蜂蜜適量

製作步驟

1. 白木耳清洗後剪成片狀。

2. 將白木耳、枸杞、燕麥片、水放入鍋中煮至沸騰。

3. 轉小火續煮至有膠質感出現。

4. 淋上適量蜂蜜即可享用。

每份營養成分	每份基準	250 毫升
營養素項目	數值	單位
熱量	58.71	大卡
碳水化合物	11.1	公克
蛋白質	1.41	公克
脂肪	1.1	公克
膳食纖維	3.2	公克
鈉	14.43	毫克

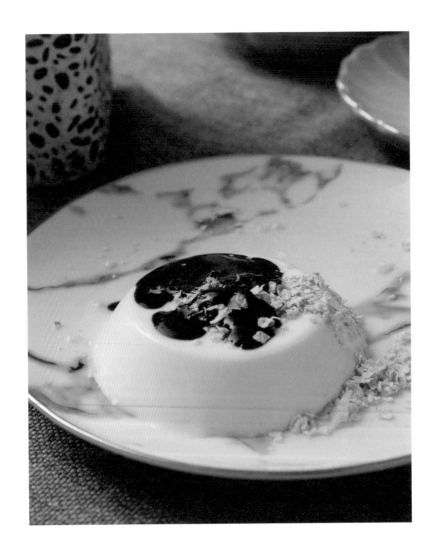

GABA 是很重要的神經傳導物質，透過消化代謝作用進入血液、在腸道系統內與 GABA 受器結合，進而活化副交感神經，讓人感到精神放鬆、安定大腦神經，而杏仁含有豐富的麩醯胺酸（Glutamine）正是 GABA 原料，麩醯胺酸經轉化成麩胺酸（Glutamate），再進一步轉化成 GABA，此外，杏仁含有豐富的鎂，幫助人體生理代謝，也能調節神經系統、穩定情緒、消除疲勞的作用。

芝麻杏仁凍

材料／ 12 個份

- 南杏 225g
- 北杏 75g
- 去皮花生仁 100g
- 吉利丁片 8 片（20g）
- 鮮奶 2 杯（500mL）
- 螺旋藻粉 1 小匙（3g）
- 水 4 杯（1000mL）
- 黑芝麻醬適量

製作步驟

1. 北杏泡水 4 小時，換水後煮至沸騰撈起備用。

2. 南杏、去皮花生仁泡水 4 小時後，與煮過的北杏混好，放入果汁機加水打成漿。

3. 吉利丁片使用前先泡冰水軟化。

4. 以過濾袋過濾殘渣後，加入螺旋藻粉開中火煮至沸騰，再加入吉利丁片，輕輕攪拌至吉利丁片完全溶解。

5. 倒入鮮奶攪拌均勻，放入模型冷藏至凝固。

6. 淋上黑芝麻醬即可享用。

每份營養成分	每份基準	250 毫升
營養素項目	數值	單位
熱量	243.99	大卡
碳水化合物	8.64	公克
蛋白質	11.5	公克
脂肪	18.80	公克
膳食纖維	2.0	公克
鈉	55.41	毫克

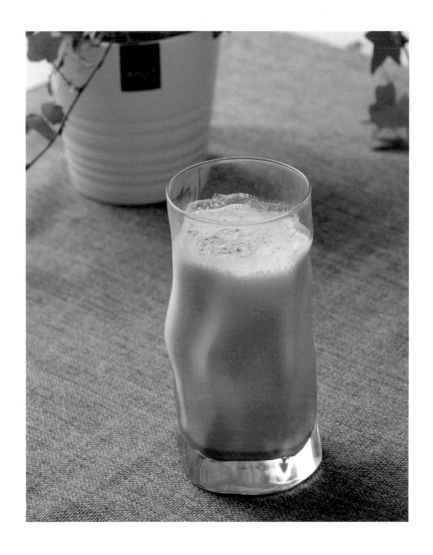

香料薑黃（鬱金），具有誘人的黃色，所含有的薑黃素，可是提升料理特殊營養價值的幫手！薑黃素是屬於多酚類的一種，具有抗氧化的能力，科學研究指出具有抗病毒、抗發炎以及腸胃保健的效果，近期報導也指出具有預防失智的效用。但是要注意薑黃素是屬於脂溶性的健康元素，因此，料理方式必須有些許加熱，而且有油脂存在，才能讓薑黃素更好消化及吸收。

印度薑黃奶茶

材料／ 3 個份

- 鮮奶 1 杯（250mL）
- 水 1 杯（250 mL）
- 薑黃粉 1/2 小匙（1.5g）
- 薑粉 1/2 小匙（1.5g）
- 肉桂棒 1 枝
- 黑胡椒粒 1/2 小匙（1.5g）
- 小茴香 1/2 小匙（1.5g）
- 肉荳蔻 1/2 小匙（1.5g）
- 八角 1 顆
- 蜂蜜適量

製作步驟

1. 將肉桂棒、黑胡椒粒、小茴香、肉荳蔻、八角與水，煮至沸騰轉成小火。

2. 再加入牛奶、薑黃粉、薑粉，輕輕攪拌至均勻溶解。

3. 過濾掉香料渣，加上適量蜂蜜即可享用。

每份營養成分	每份基準	250 毫升
營養素項目	數值	單位
熱量	62.62	大卡
碳水化合物	6.14	公克
蛋白質	2.71	公克
脂肪	3.14	公克
膳食纖維	1.0	公克
鈉	58.77	毫克

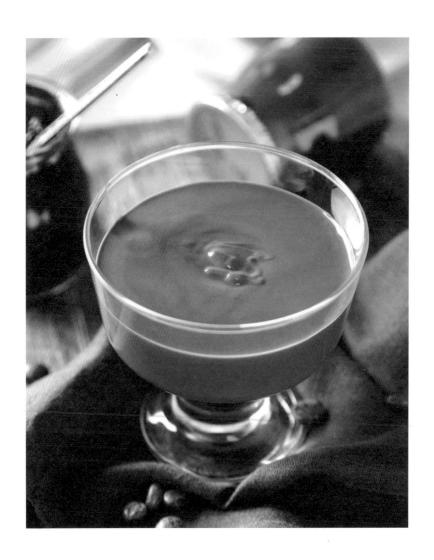

巧克力奶凍

材料／ 10 個份

- 無糖豆漿 2 杯（500mL）
- 鮮奶 2 杯（500mL）
- 螺旋藻粉 1 小匙（3g）
- 無糖可可粉 2 大匙（30g）
- 蜂蜜 2 大匙（30g）
- 吉利丁片 6 片（15g）

製作步驟

1. 吉利丁片使用前先泡冰水軟化備用。
2. 無糖豆漿、鮮奶隔水加熱至沸騰，加入螺旋藻粉、無糖可可粉，輕輕攪拌至均勻。
3. 再加入吉利丁片，輕輕攪拌至吉利丁片完全溶解。
4. 離火前扮入蜂蜜，放入模型冷藏至凝固，取出即可享用。

每份營養成分	每份基準	250 毫升
營養素項目	數值	單位
熱量	92.47	大卡
碳水化合物	11.18	公克
蛋白質	5.03	公克
脂肪	3.29	公克
膳食纖維	2.26	公克
鈉	46.34	毫克

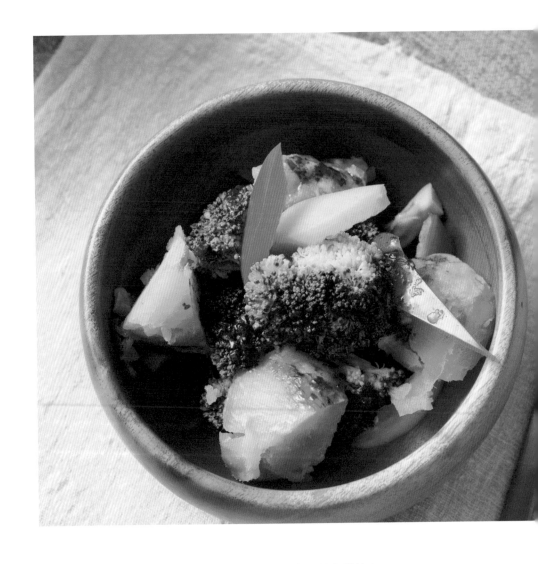

世界衛生組織曾推薦花椰菜為最佳蔬菜，含有許多有益人體健康
的特殊營養成分，如：槲皮酮、穀胱甘肽，以及硫配醣體，可以
提升身體保護力，就像防護罩一樣守護身體健康；另外，含有大
量的維生素 C，約 2.7 倍等重量的檸檬。而維生素 C，則具有幫助
膠原蛋白生長、進而增加皮膚的彈性，也因為本身具有抗氧化力，
所以是天然的抗氧化劑，可以對抗環境中強大破壞力的自由基。

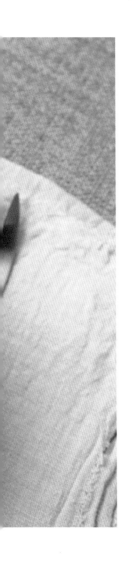

涼拌花椰菜

材料

- 地瓜 30g
- 紅甜椒 20g
- 黃甜椒 20g
- 綠花椰菜 50g
- 橄欖油適量
- 胡椒粒適量

製作步驟

1. 地瓜清洗乾淨煮熟切塊備用。

2. 紅甜椒、黃甜椒去籽切絲，綠花椰菜清洗乾淨切塊，滾水川燙。

3. 放入地瓜、紅甜椒絲、黃甜椒絲、綠花椰菜，淋上橄欖油、灑上胡椒粒即可享用。

每份營養成分	每份基準	250 毫升
營養素項目	數值	單位
熱量	77.58	大卡
碳水化合物	14.18	公克
蛋白質	2.91	公克
脂肪	1.41	公克
膳食纖維	3.01	公克
鈉	24.04	毫克

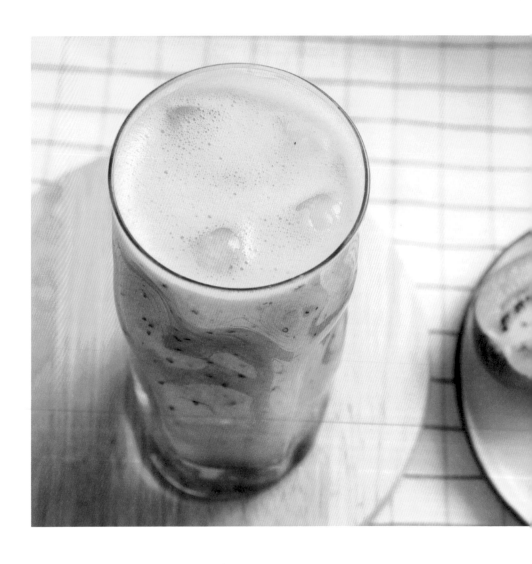

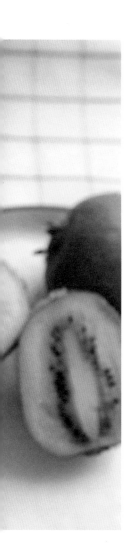

鮮蔬奇異果汁

材料

- 蘋果 1/4 顆（40g）
- 綠色奇異果半顆（30g）
- 香蕉 20g
- 蘆筍 3 根（50g）
- 水 150mL
- 蜂蜜適量

製作步驟

1. 香蕉、奇異果、香蕉、蘆筍去皮切塊備用。

2. 將香蕉、奇異果、香蕉、蘆筍、水放入果汁機中混合攪打均勻。

3. 加入適量蜂蜜即可享用。

每份營養成分	每份基準	250 毫升
營養素項目	數值	單位
熱量	59.86	大卡
碳水化合物	15.2	公克
蛋白質	0.7	公克
脂肪	0.19	公克
膳食纖維	2.22	公克
鈉	10.05	毫克

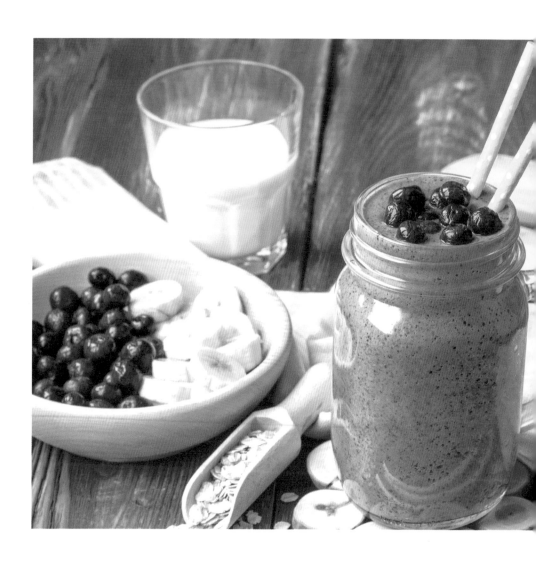

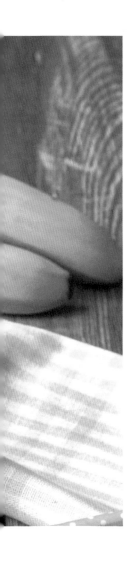

藍莓香蕉優格果昔

材料／ 10 個份

- 藍莓 20g
- 巴西莓粉 3g
- 香蕉 20g
- 自製優格 200g
- 燕麥片 10g
- 水 20g

製作步驟

1. 將燕麥片用熱水沖開備用。

2. 香蕉去皮切塊備用。

3. 香蕉、自製優格 100g、燕麥片放入果汁機中混合攪打均勻。

4. 藍莓、巴西莓粉、自製優格 100g 放入果汁機中混合攪打均勻。

5. 依序倒入藍莓優格、香蕉優格即可享用。

每份營養成分	每份基準	250 毫升
營養素項目	數值	單位
熱量	243.55	大卡
碳水化合物	30.26	公克
蛋白質	9.02	公克
脂肪	10.08	公克
膳食纖維	2.91	公克
鈉	97.49	毫克

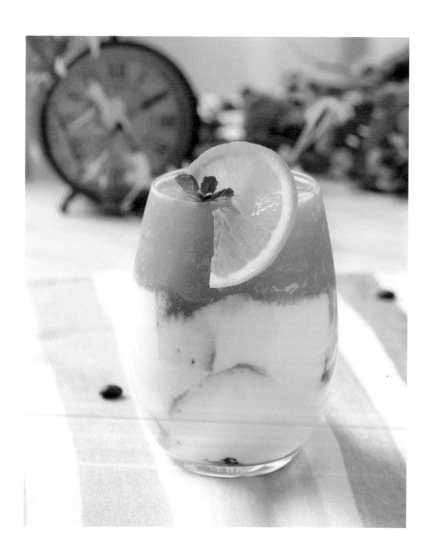

木瓜柳橙檸檬果昔

材料

- 木瓜 20g
- 柳橙 20g
- 檸檬 10g
- 自製優格 200g
- 燕麥片 10g
- 水 20g

製作步驟

1. 將燕麥片用熱水沖開備用。

2. 木瓜、柳橙、檸檬去皮以及籽、切塊。

3. 檸檬、燕麥片、自製優格 100g 放入果汁機中混合攪打均勻。

4. 木瓜、柳橙、自製優格 100g 放入果汁機中混合攪打均勻。

5. 依序倒入檸檬優格、木瓜柳橙優格即可享用。

每份營養成分	每份基準	250 毫升
營養素項目	數值	單位
熱量	218.04	大卡
碳水化合物	27.16	公克
蛋白質	8.72	公克
脂肪	8.77	公克
膳食纖維	1.74	公克
鈉	95.95	毫克

chapter 6

外食、應酬
要避免的睡眠殺手

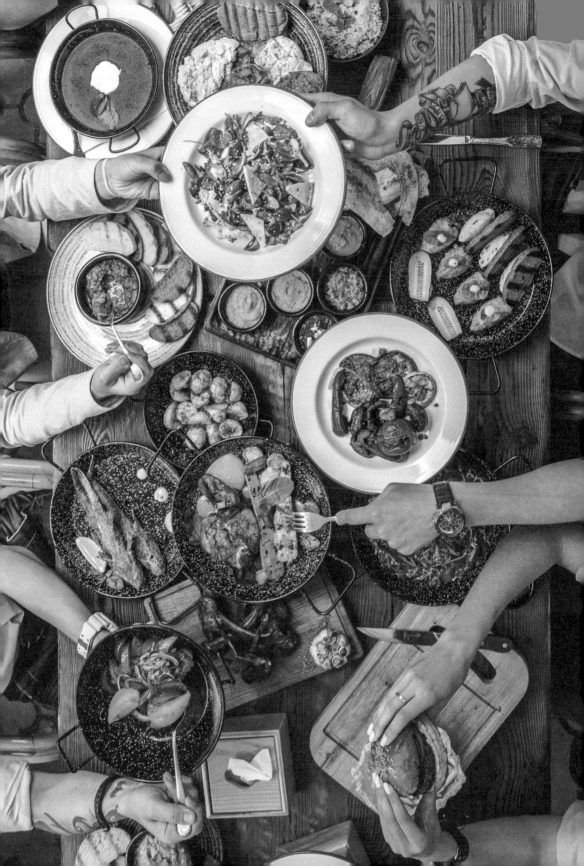

現代人的忙碌生活常會在下班後，好好犒賞自己一頓大餐，或是與客戶相約晚餐應酬喝酒，這個時候就要當心晚上可能不得好眠，身體悄悄以失眠的方式來抗議。

　　好的食物讓睡眠品質改善，不好的食物除了影響睡眠品質之外，甚至會造成失眠的問題，讓我們再回顧一下睡眠時期身體所呈現的反應，心跳減緩、血壓下降、器官運作趨緩、肌肉放鬆…等，整個人體進入修復保養的狀態；因此，如果在這個時候塞難消化的食物，就會打亂修復保養的程序，讓身體器官超時工作喔！

大餐中的大魚大肉

選擇食物適時且適量,一頓大餐中,常會攝取過多的紅肉,如牛排…等,雖然含有高量的蛋白質,但是紅肉比白肉有更多的飽和脂肪酸,攝取過多的紅肉等同攝取過量的飽和脂肪酸,會造成消化器官花費很多時間代謝。

不妨在不得不的應酬中,選用白肉類的蛋白質,如魚類、海鮮、雞肉,一樣可以享受大餐不失禮,也能兼顧今晚的好眠!

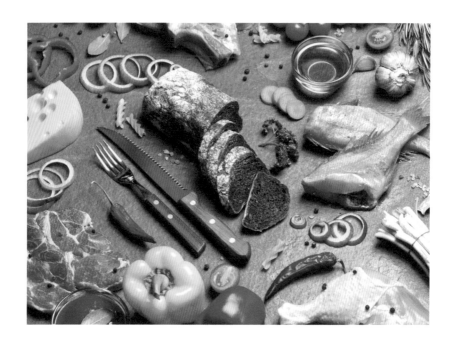

6-2

酒國英雄停看聽守則

微量喝酒能夠幫助入睡，但是在應酬時的拼酒，就大大的讓睡眠品質打折，因為夜間應酬喝酒，身體所攝取的維生素 B 群要來協助酒精代謝，就無法幫助褪黑激素合成，另外，在酒精代謝過程中，會產生水份造成半夜容易醒來解尿，中斷睡眠；因此，如果有飲酒需求最好在睡前 4 小時，讓酒精有機會先代謝，有飲酒的時刻，可以借助補充維生素 B 群來解身體之急，飲酒後喝點溫暖的湯，加速酒精的代謝。

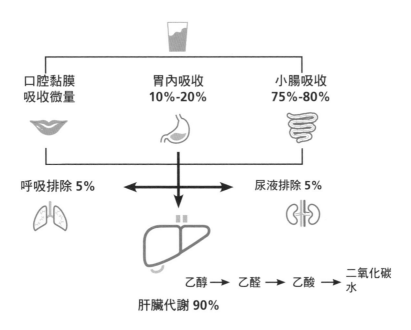

酒精代謝路徑

口腔黏膜
吸收微量

胃內吸收
10%-20%

小腸吸收
75%-80%

呼吸排除 5%

尿液排除 5%

乙醇 ⟶ 乙醛 ⟶ 乙酸 ⟶ 二氧化碳
水

肝臟代謝 90%

6-3

餐餐老外的飲食地雷

外食族群如果在晚餐攝取重口味的食物，例如麻辣鍋、超辣味食物，通常這類食物也會伴隨一層厚厚的油脂，除了辣味會對腸胃道太刺激之外，過多的油脂攝取也會造成腸胃道的負擔，如果真想吃「辣」，這個時候建議選擇微辣的食物，讓身體體溫能暖和就好，可以收到特殊營養素：辣椒素的助眠效益，但無負擔喔！

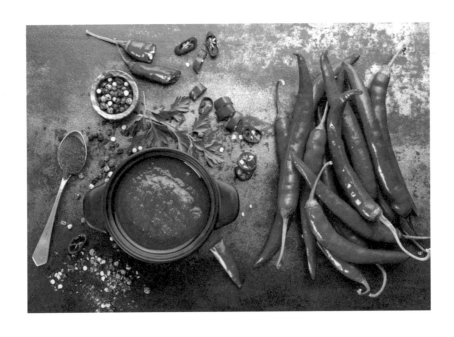

6-4

精緻澱粉的甜蜜陷阱

飯後來個甜點，總是讓人心情愉快，但是如果選擇的是精緻蛋糕、糖果⋯
等甜點，就會讓血液中的血糖不穩定，導致胰島素瞬間大量分泌，血糖也
會瞬間回跌，有時候血糖反應過低，會再刺激想進食的慾望，而胰島素短
時間的大量分泌，會打亂身體其他內分泌，進而影響到睡眠，所以選擇全
穀類的點心，如紅豆湯，不再外加精緻糖，可以讓適量的胰島素分泌，幫
助入睡喔！

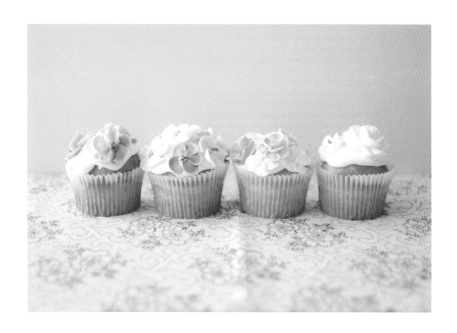

6-5

咖啡因的魔鬼交易

來杯咖啡提神醒腦，或是飯後來杯咖啡，但是因為咖啡中含有咖啡因，如果是在下午 3 點後再飲用，有些代謝力較差的朋友，可能晚上就無法安然入睡，這是因為咖啡中的咖啡因是腺苷的拮抗劑（antagonist），先前文中有提到腺苷是一種睡眠物質，而咖啡因恰好會阻礙腺苷與其接受器結合，讓原本腺苷促眠的效果消失！除了咖啡是咖啡因的很直覺可以想到的食物之外，茶類、巧克力、能量飲量…等，甚至是可樂、止痛藥都有咖啡因的足跡，建議食用前可以先看標示或是安排在下午 3 點之前食用。

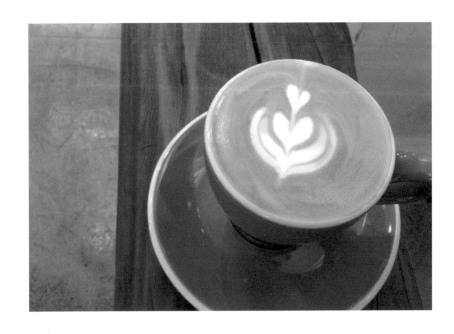

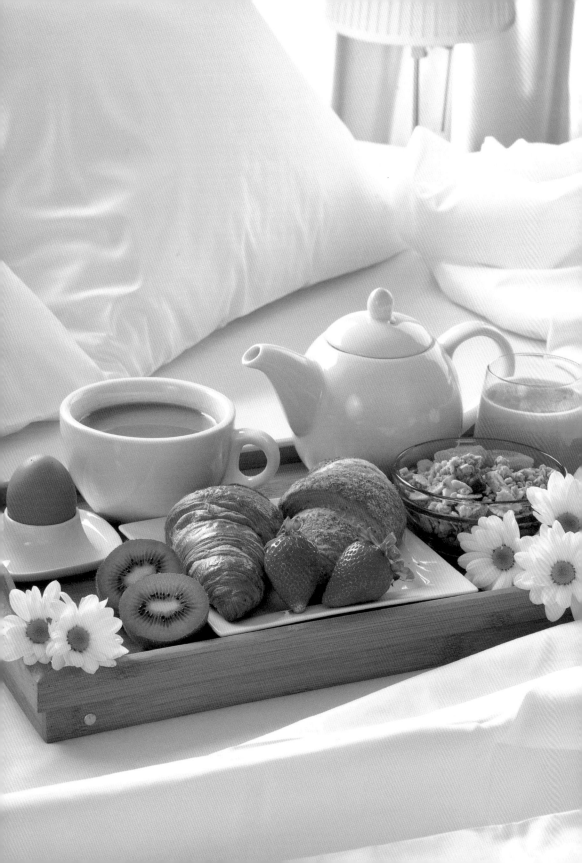

chapter 7

關於紓壓助眠的
Q&A

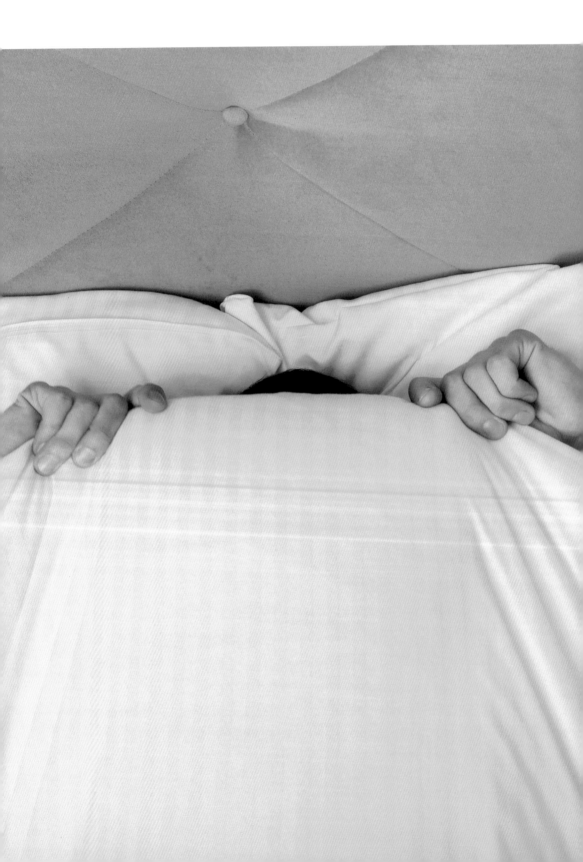

Q1 午睡好嗎？要睡多久？
怎麼越睡越累？

中午進食後，因為血液中的血糖升高，會導致有想睡覺的感覺，這個時候建議小憩 15 分鐘左右就足夠，因為這個階段沒有褪黑激素幫忙，睡眠只會停留在淺層睡眠，容易受到外界干擾而驚醒，睡太多反而會讓身體更有疲倦感，也會導致生理時鐘打亂，來到夜晚更不容易入睡。

咖啡或含咖啡因的飲料，在這個時候可以當作輔助的小幫手，在午睡前可以喝一杯黑咖啡，小憩片刻後就是咖啡因開始發揮作用的時刻，可以讓人思緒更加清晰，也能兼作一個短暫午休的提醒鬧鐘，讓身體自然而然的恢復清楚意識喔！

適度午睡也是作為改善睡眠品質的好方法，上班族朋友通常在下午 2~4 點左右，會因疲倦感而產生想睡覺的慾望，如果這時候刻意忍住，其實不管精神狀態或是工作效率，都是有不良的影響，最好的解決方法就是能夠在 2 點短暫午睡 15 分鐘，甦醒後將可以大幅提升工作效率以及工作專注力。但是請注意不要睡太多，反而會讓身體更疲憊造成反效果，甚至影響到晚上的睡眠品質。

只能在午休時間小憩的朋友，也不需要擔心，提早在午休時間作個短時間的午睡，對於改善下午工作的精神也大大有助益喔！

到底睡眠時間要多久才充足？

　　每個人對於睡眠時間的需求都不一樣，依照每個人生理的變化，以及起床時間、起床狀態，還能夠分為晨型人、夜型人，也是白話說的「早鳥」以及「夜貓」，晨型人習慣早睡早起，不需要刻意鬧鐘提醒，也能輕鬆在清晨醒來；夜型人則是在夜間較容易集中思緒處理事情，透過一些生活習慣上的調整是可以反轉晨型人、夜型人的型態，如：刻意減少晚上活動、夜晚避免接觸藍光、早晨起床曬曬太陽接受光線刺激…等。

　　因為睡眠連動到的個人因素很多且多變，所以順從自己的身體感覺即可，不需要因為坊間的調查，如企業家多為晨型人，而違反自己生理時鐘的反應，順從自己的身體，以健康舒適為首要目標！

　　而睡眠時間的長短究竟要多久才充足，就為大家提供一般的建議作參考喔！一般建議睡眠時間介於 6~8 小時之間，少於 6 小時或是大於 8 小時，都可能造成身體的疲倦感、也會感覺睡眠不足，但是睡眠時間長短，都會因為每個人的生理狀況及需求而有所不同，只要掌握一個睡眠週期約 90 分鐘的大原則，作為睡眠的規劃，不要在睡眠週期的中間打斷，例如：需要熬夜打報告，至少完成 3 個睡眠週期，總共 270 分鐘等於 4.5 小時。

如何確認自己睡得好不好？

　　相信大家有過類似的經驗，有時候睡眠時間很長，但是幾乎都在作夢中渡過，從一個夢境跨越到下個夢境，甚至可以像連續劇一般有劇情連結，醒來之後依然頭昏眼花、精神不振；相反的有時候一躺在床上就迅速進入熟睡，誇張一點的形容，即便泰山崩於前也無動於衷，在這種狀態下，睡眠雖然只有 3~4 小時，醒來的時候卻能感到神清氣爽，身體也沒有所謂的疲累感；由此說明確認自己睡的好不好，並不是以時間長短作為衡量，而是以起床後是否有感覺到恢復感，並且可以輕鬆的離開床鋪，並不會有想賴床的慾望為主要判斷依據，另外，如果準備入睡花費時間長、睡眠期間被中斷，醒過來上廁所、提早醒過來…等，這些不易入睡、睡眠中斷、提早醒來，都是被視為失眠的問題，需要及早審視原因、避免危害健康喔！

　　培養好睡體質有賴大家從良好的生活習慣開始建立，早上起床後不要賴床，拉開窗簾曬曬太陽，讓生理時鐘開始運作，幫助喚醒身體，開始恢復生理機能，啟動代謝活動，開展美好的一天，透過一整天睡眠物質的累積，再加上好眠紓壓的營養攝取，到了夜晚自然能有個好品質的睡眠，這也是抗老化的凍齡法則、永保身心青春美麗。

補救熬夜後的身體及精神

　　忍不住熬夜追劇、強打精神看深夜球賽，或是應酬太晚過了上床時間，到了隔天就是身體償還睡眠債的時候，輕則精神恍惚、重則痛苦難耐之外，還影響到當天的工作效率以及晚上的睡眠，遇到這樣的生活情境題，到底要怎麼辦呢？

營養師教您緊急的應變對策：

正常時間起床曬太陽

　　熬夜隔天依然要按照正常時間起床，曬曬自然的太陽光，讓生理時鐘開始運作，接受光線的刺激後，身體會自然開始合成血清素，隨著身體節律控制，以及太陽下山後黑暗環境的誘導，身體才能產生褪黑激素，幫助深層睡眠。

　　曬太陽也能幫助維生素 D 合成，進而幫助鈣的吸收，體內充足且平衡的鈣濃度能幫助情緒穩定喔！

營養豐盛的早餐

先來頓豐盛的早餐，早上起床通常是體溫的低點，這個時候體內的臟器，還沒甦醒過來，需要喚醒這些體內器官開始工作囉！而最全面的方法是提升體溫，優質蛋白質具有提升體溫的功能，推薦早餐來顆水煮蛋、茶葉蛋可以讓身體暖暖的開機，搭配新鮮水果、五穀雜糧主食，可以讓大腦啟動清醒的模式。

短暫午睡 15 分鐘

午睡 15 分鐘有助於身體將疲倦感排除，尤其熬夜後的隔天中午，可以利用短暫的午睡，讓身體獲得休息恢復，這時候並不適合喝提神飲料，強忍住睡意喔！反到是利用午睡 15 分鐘讓疲倦感作有效率的排除，才能幫助精神狀態恢復，工作及學習專注力也才能提升！

營養師貼心叮嚀

偶爾的熬夜放縱，記得在隔天幫身體作補救措施，但是長期讓自己熬夜不睡覺，可是會造成內分泌大亂，免疫力降低，嚴重影響到健康，加速自己身體老化喔！

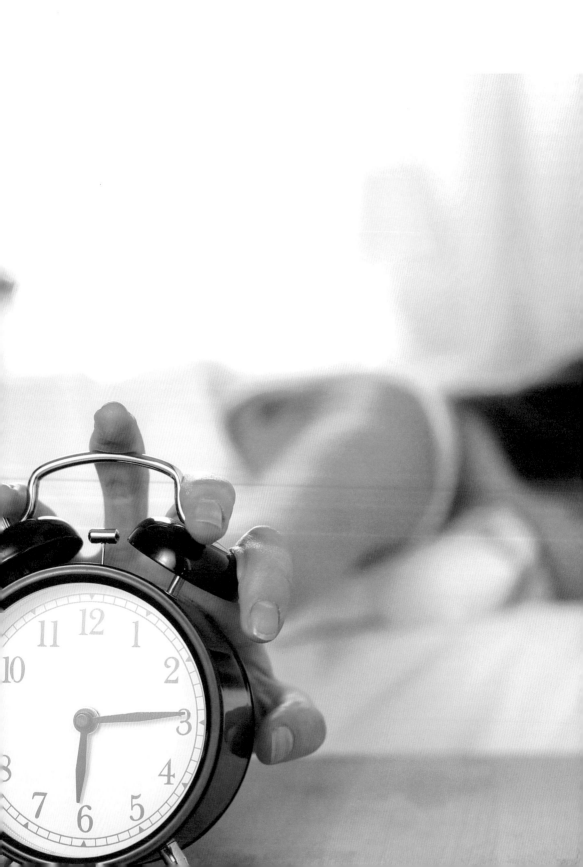

影響睡眠的飲食壞習慣

　　睡眠幾乎占了一個人一天中 1/3 的時間，牽涉到許多影響因素，包括心理及生理，以飲食習慣來看，可以分成長時間以及短時間兩個方向：

長時間

· 三餐不正常

　　睡眠是受到身體節律影響，追求好的睡眠品質，應該要固定三餐的用餐時間，讓身體的器官習慣且固定時間運作，三餐不正常的朋友，會讓身體器官產生錯覺、迷惑，不知道該要執行什麼任務，長期累積下來可是會發出抗議！

· 忽略早餐或隨便吃

　　三餐當中以早餐最為重要，在經歷長時間睡眠後，相當於身體禁食的狀態，所有體內器官幾乎都是呈現休息模式的運作，因此，需要營養的早餐幫身體提高身體體溫，讓身體代謝開始運作，而且腸胃道會記憶住早餐的時間，提前 2 個小時開始甦醒，在早餐進食的時間好好消化吸收營養，所以豐盛的早餐有助於身體健康的維持，並且注入一天滿滿的活力！

· 營養不均衡

即使每天攝取足夠的熱量，偏食或挑食都會造成營養不均衡，造成身體隱性飢餓的發生，長久下來心理的抗壓性降低，導致心情暴躁，處理事情容易負面思考，身心的不平衡也是會嚴重影響睡眠。

短時間

· 睡前暴飲暴食

腸胃道消化食物需要 3~4 小時，如果臨睡前，塞了很多不好消化的食物，會對腸胃道造成很大的負擔，建議晚餐臨睡前 3 小時盡量完成，但如果來不及或是肚子餓可以參考書中食譜範例，製作這些紓壓好眠的食物喔！

· 油膩及過量宵夜

舉凡鹽酥雞、泡麵…等，因為含大量油脂會造成腸胃道的負擔，有時候吃完宵夜會有想睡的錯覺，其實是因為身體的血液集中到腸胃道，幫助食物的消化分解，其他器官血液分配量減少，尤其是大腦因為短暫血流量減少，供氧不足，所以才會有遲鈍昏沉的感覺。

· 吃太快、或吃到產氣的食物

肚子鼓鼓或是脹氣是一件非常難過的事情，例如：狼吞虎嚥，或是產氣的豆類，產氣食物因人而異，平時可以自我記錄飲食日記喔！避免吃到或吃過量讓自己不舒服的食物。

．睡前喝過量酒精飲品

酒精具有抑制神經的作用，飲用酒精飲料會讓人產生放鬆或是微醺的
感覺，容易入睡，但是隨著酒精代謝，入睡後可能因利尿的效果，半夜
醒來上廁所中斷睡眠，或是因為脫水而口乾舌燥。

以上飲食的壞習慣都會造成身體負擔，進而使睡眠品質變差，擁有
好的飲食習慣，謹慎選擇睡前飲食，或是補充幫助入睡的特殊營養成份
GABA、甘胺酸、色胺酸…等，都是可以擁有紓壓好眠的秘技喔！

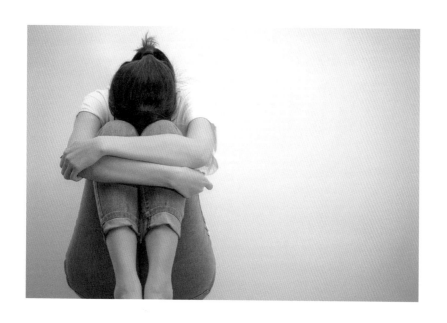

Q6 晚上吃 B 群真的會睡不著嗎？

　　維生素 B 群是協助代謝的重要微量元素，參與醣類、蛋白質、脂肪轉換的重要過程，有效讓這些營養成分轉換成能量，因此有能量營養素之稱，如果缺乏維生素 B 群會容易發生疲倦的感覺。

　　晚上食用維生素 B 群不會造成睡不著，適量的維生素 B 群，反而可以讓褪黑激素分泌幫助進入深層睡眠，但是維生素 B 群是水溶性維生素，不適合一口氣補充過量，必須每天按建議補充才有助於幫助身體機能，而且從天然食物中攝取會比較全面且均衡，如：糙米、燕麥、瘦肉、動物內臟⋯等，素食需求朋友可以從深綠色蔬菜中補充，但是維生素 B 群中的維生素 B12 多存在於動物性來源，建議奶蛋不吃的朋友，可以從保健食品中補充。

睡前到底能不能吃東西？

　　臨睡前是可以吃東西，近期甚至有研究指出，睡前吃點東西有利於幫助入睡，只是所攝取的食物品質與數量，必須謹慎挑選，如內文中所提到的全穀類、含豐富色胺酸及維生素 B 群的食物，如：糙米、牛奶、香蕉…等。

建議飲食的方向：

> 睡前 3 小時完成晚餐。

> 睡前 1~2 小時可以吃輕食、小點，如燕麥粥、香蕉果昔、新鮮蔬果、小份三明治。

> 睡前 30 分鐘以流質食物，如：牛奶、味噌湯、豆腐湯，但是水分含量須控制在 250~300 毫升之間。

　　睡前不適合作太油膩食物的攝取，如：鹽酥雞、炸物…等，都會造成腸胃道負擔；微辛辣的食物，可以在 2~3 小時間食用，幫助入睡，但是過度刺激的辣，如：麻辣鍋不建議臨睡前大快朵頤喔！

出差旅行調整時差的對策

營養師常因工作需求，必須出差到其他國家，特別在跨越時區很多的國家，調整時差就非常重要，曾經有一次到法國，落地的第一天因為適應不良，在法國晚上 7 點多（約台灣凌晨 2 點多）吃晚餐吃到在餐廳打瞌睡。

而因為飛機移動產生睡眠相關的症狀，被稱為時差症候群（Jet Lag Syndrome），簡稱時差症，症狀有失眠、過度睡意、心情憂鬱及焦躁、頭痛、工作效率低落、身體疲勞…等產生。

面對時差有 6 小時以上的國家，改善避免時差症的對策：

出發前調整生理時鐘 3 小時

利用光線的調節，在光線充足的地方或黑暗的環境，讓身體運作往前或延後 3 個小時左右。

避免飛機上攝取過量咖啡因的食物

咖啡因會讓睡眠品質受到影響，在飛機上不要攝取過量。

依照當地時間用餐

　　生理時鐘會依照用餐的時間有慣性的節奏，以當地時間用餐能讓身體加速克服時差問題。

運用體溫降低方式

　　睡前 2~3 小時可以吃提升體溫的食物、或是睡前 2 小時左右泡澡、散步，讓體溫升高後，透過散熱降低體溫，當體溫開始降低，能夠招來睡意。

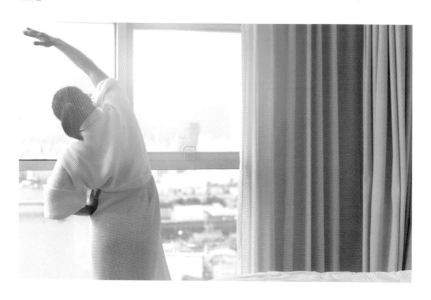

Q9 睡前減壓小運動

　　睡前不適合進行激烈的運動，因為激烈運動會讓神經系統興奮，導致入睡困難；在睡前適合較靜態的伸展操、瑜珈、冥想、靜坐…等，讓筋骨放鬆、思緒淨空，也避免在燈照強烈的環境，可以聽點紓壓的輕音樂，讓睡意及早來臨。

　　推薦瑜珈嬰兒式，可以紓展背部緊繃一天的肌肉，心情也能在平穩的姿勢下獲得撫平。

避免上班時間瞌睡蟲來襲

上班或上課打瞌睡是一件失禮又尷尬的事情，如何避免這樣的窘境發生，提供幾個精神抖擻的方法：

適量咖啡因提神

此時喝一杯黑咖啡，透過咖啡因，讓原本腺苷促眠的效果消失！建議咖啡因飲料安排在下午 3 點之前食用。

咀嚼食物或口香糖

咀嚼能讓荷爾蒙活化，讓大腦思緒清楚，搭配清涼薄荷口味的口香糖或食物，可以更加提神。

3C 產品的藍光刺激

波長 450 nm 的光影響最強烈，所以在有睡意來襲時候，不妨收收電子郵件以及用電腦處理一下事務，可以暫時趕退瞌睡蟲。

如果上班或上課常常發生打瞌睡或是精神不濟，需要特別注意是否身體健康有狀況，盡快請求專業人士的協助喔！

啟動睡意、提早入眠的方法

明天有重要的比賽要進行，一大早就要起床，今天必須提早睡覺，但是有些朋友的生理時鐘很固定，雖然早早躺上床，還是翻來覆去久久無法入睡，營養師提供幾個方法：

前天提早 1 個小時起床

通常起床後 15~16 小時開始分泌褪黑激素，褪黑激素產生後 1~2 小時開始產生睡意，所以讓身體提早接受光線刺激，啟動器官運作，到了晚上，自然會提早想睡，而想睡的時候請盡速上床睡覺喔！

睡前 2 小時吃溫暖身體的食物

食用含辣椒素的微辣食物，辣椒素能提高身體溫度，前篇章節友介紹當人體溫度下降時候，就會想睡覺，無法吃辣的朋友，晚餐可以吃溫暖的鍋料理，如：味噌豆腐鍋。

睡前 1~2 小時泡澡

放鬆身體之外，使身體內部溫度上升，再透過環境散熱，產生睡意，泡澡過程也能放一些自己喜愛的香芬精油，讓身體及精神更放鬆。

睡前適度運動伸展筋骨

除了睡前的筋骨伸展操之外，臨睡前 2 小時也很適合到公園或運動場散步或是短程慢跑，除了促進代謝之外，也有助於睡眠品質的改善。

晚上將室內光線調暗

黑暗的環境有助於體內褪黑激素的合成，也能提早招來睡意喔！室內環境入夜後建議不要用強烈白光轉為柔和的黃光，也能幫助睡眠！

補充保健食品

適量補充維生素 B 群、GABA、甘胺酸可以縮短進入睡眠的時間，但是有睡眠障礙的朋友，建議從調整生活及飲食習慣著手，找專業人士協助比較能解決睡眠困擾喔！

最後，在還沒有睡意的時候，不用刻意勉強自己上床，避免造成心理更大壓力，更加無法入睡喔！

Q12 睡不好，早上沒食慾，怎麼辦？

　　睡不好，早上沒食慾的朋友，趕緊檢視一下睡不好的原因，因為身體在經過長時間的睡眠後，需要補充食物作為能量，因此自然會產生想進食的慾望；所以是不是前晚吃太多影響到睡眠，或是不小心熬了夜，導致睡眠品質變差進而影響食慾，早餐是重新設定睡眠品質的重要關鍵，如果沒有食慾，營養師建議如下幾個方法：

起床後先喝杯溫開水或食鹽水

　　補充睡眠所流失的水分，也藉此先喚醒腸胃道；也可以先喝杯蜂蜜檸檬水，讓身體細胞先補充一些能量，以及因為睡眠而流失的水分。

早餐以雜糧粥、燕麥飲類型為主

　　雜糧及燕麥含有維生素 B 群，胃口不佳、缺乏食慾的朋友，可以快速補充這類食物，並且以粥或飲品的方式，較好入口。

新鮮水果製作果昔

　　香蕉、芭樂、番茄、莓果…等，加上燕麥片或是南瓜，均勻製作成果昔，也是在食慾不佳的時候的替代方案。

　　營養師建議食慾不佳，也要盡量按照時間進食，讓生理時鐘維持慣性，避免影響到晚上的睡眠時間以及品質，造成惡性循環；在午餐前可以適時適量安排一次早點，如：香蕉、蘋果、芭樂…等，避免午餐過於飢餓，造成食量大增，攝食過多食物。

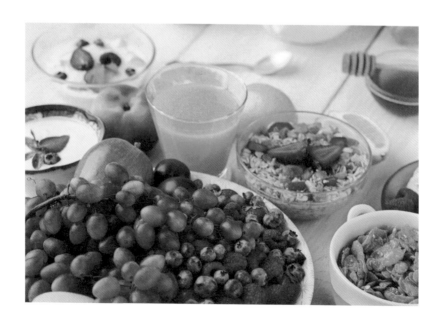

非得熬夜趕工的應對方法

　　明天就要跟客戶提案報告，今晚勢必得熬夜趕工！好多書還沒念完，明天就是期末考了，必須要咬緊牙關挑燈夜戰；舉凡這些事前可以預測到的狀況，營養師建議可以從飲食及睡眠來調整應對。

飲食

　　當天飲食必須著重在維生素 B 群的補充，如：燕麥、豬瘦肉、小麥胚芽、雞蛋、糙米…等，夜晚時候可以再多吃色彩繽紛的蔬果，補充維生素 C、天然植化素，幫助身體抗氧化，對抗自由基，如：柑橘、芭樂、番茄、胡蘿蔔…等。

睡眠

　　晚上感覺到濃濃睡意的時後，安排 90 分鐘左右的睡眠，先讓身體累積一整天的睡眠物質代謝，睡覺的環境可以安排在有光線的環境，帶上眼罩讓身體休息即可，避免一覺天亮的窘境；醒來後伸展一下身體，驅逐剩餘的睡意，如果睡意再度來襲，可以短暫休息 15 分鐘，再繼續工作；喝提神飲料強行壓抑睡意，會讓身體越來越累、效率跟著變差喔！

Q14 長途開車，疲勞上身時，可以怎麼作？

駕駛汽車超過兩小時，駕駛的專注力以及應變技能即會開始下降，若是超過 6 至 8 小時以上，就會開始產生疲勞的反應，甚至出現打哈欠、數秒鐘的打瞌睡。

如果駕駛朋友發現自己開始出現精神不集中、疲勞現象時，請不要勉強打起精神喔！提供緊急對策如下：

打開車窗讓氣流流動，讓大腦有新鮮空氣的刺激，撥放音樂或是收聽廣播，咀嚼清涼的口香糖。

盡快找個休息站或是安全的地方稍作休息，補充提神的咖啡因飲料或為生素 B 群的能量飲料。

休息小睡 15 分鐘，讓身體疲倦的狀況稍作恢復，但是避免長時間睡眠，因為此階段為淺層睡眠，睡太久反而會讓身體更疲倦，精神也不容易恢復。

最後，營養師提醒避免疲勞駕駛最好的方式，啟程前規畫好路線，設定休息地點，並且每 2 小時，最好休息 15 分鐘，避免夜間開車。如果有工作需求的駕駛朋友平日應該更加注意均衡飲食、正常作息，讓體力與精神都能維持在良好的狀態下，避免疲勞產生喔！

Q15 趕走瞌睡蟲，下午不打瞌睡，飲食上要注意那些事項？

　　總是在下午感覺到昏昏欲睡的原因，主要是因為在吃了午餐之後，腸胃道會需要大量的血液，進入腸胃道幫助消化。在大量的血液幾乎集中到腸胃道的時候，相對的運送到大腦的血液也會因此減少，所以造成下午的時候，感覺到頭腦昏昏沉沉、注意力及精神不集中。

　　如果是早餐沒吃好、沒吃夠的朋友，到了中午會產生強烈的飢餓感，導致午餐攝取份量變多，換言之，腸胃道器官在收到這麼大量的食物，需要耗費更多的力量來代謝消化，也會造就下午昏沉想睡的慾望加倍放大，腸胃道器官的負擔也會加重。

　　下面就跟各位朋友建議飲食上的注意事項：

早餐吃好且吃飽

　　均衡營養的早餐，能讓身體感覺飽足，不會還沒到中午就感覺飢餓，造成身體在飢餓感的驅使下，過度進食大量食物。

午餐適度八分飽

為了避免下午的昏沉，午餐除了注意營養均衡之外，所攝取的份量不宜過多，維持在八分飽的狀態是最理想的，身體的血流便不會過度集中在腸胃道。

進食細嚼慢嚥

有些朋友為了趕下午的工作或是開會，午餐幾乎是用倒的，絲毫沒有咀嚼，殊不知這樣反而造成腸胃道器官要更費力的消化分解，因此，細嚼慢嚥是幫腸胃道器官作好食物的處理，減輕負擔喔！也避免因為要費力消化而血液過度集中的狀況發生。

Q16 常做惡夢，睡前可吃些甚麼？

睡眠階段進入快速動眼期的時候，腦波處於清醒至淺層睡眠之間，在這個時候的大腦活動是處於活躍期，但是身體肌肉是放鬆、休息的狀態，可以當作是身體的睡眠，也就是在這個階段容易作夢，而且睡眠結束甦醒之後，對於夢境的內容也有深刻的印象。因此，常作惡夢代表睡眠階段只有進入到淺層睡眠，長久下來會對健康造成影響。所以飲食上建議攝取含有縮短進入深層睡眠時間以及可以穩定神經的營養素，為大家介紹如下：

維生素 B 群

維生素 B 群被稱為能量維生素，幫助身體消除疲勞、安定神經，協助褪黑激素的合成，因此如果人體缺乏維生素 B 群的時候，也容易導致失眠，情緒不安。因此，可以從全穀類、肝臟、深綠色蔬菜、紅藜、雞蛋…等來源，獲得適量的天然 B 群。

GABA

GABA 是用在縮短入睡時間、紓緩壓力，飲食中所攝取的 GABA，直接穿透血腦障壁的機會不大，所以並非直接作用於腦部，而是透過消化代謝作用進入血液、在腸道系統內與 GABA 受器結合，進而活化副交

感神經，讓人感到精神放鬆。天然食物中的 GABA 可以從味噌、糙米中獲得。

「鈣」、「鎂」

在人體內具有透過訊號調節，放鬆肌肉、安定神經的作用，進而在褪黑激素合成路徑上，幫助色胺酸轉換為褪黑激素，最完美的代表食物牛奶，牛奶同時含有鈣質與色胺酸，也能有效助眠，另外，也可從豆漿、紫菜、花椰菜、香蕉、芝麻、堅果、紫菜等獲得。

結合上面幾個重點食材，睡前可以吃些味噌豆腐湯、紫菜蛋花湯、糙米粥、牛奶燕麥片、芝麻豆腐、堅果…等，來平穩穩定身心，避免惡夢；重要的另一件事，在臨睡前，請把壓力煩惱先拋開，好好休息放鬆。

針對生酮或低醣（高蛋白）攝取的人要注意的睡眠飲食？

生酮飲食起源於癲癇孩童的治療，醫護人員將飲食中的碳水化合物移除後，發現癲癇的孩童不再發作，甚至逐漸可以不需要服藥控制。隨著研究目標的多元進展，生酮飲食逐漸在肥胖、腫瘤、糖尿病、心血管疾病…等，看到一些新的發展潛力，但是許多科學證據尚在發展中，還需要時間驗證生酮飲食真正的效益。

在進入生酮之前，人體會從燃燒醣類作能量的模式，轉變為開始燃燒脂肪作為能量的模式，但是轉變之間有一段過渡期，需要隨時測量身體狀況，並且進行紀錄；部分朋友會因為轉換期的模式切換，出現一些不適症狀，包括口臭、疲勞、頻尿、頭暈、血糖驟降、便祕、身體極度渴望攝取碳水化合物、肌肉疼痛、頭痛、腹瀉、放屁、睡眠品質不好、情緒波動大…等。

由於大腦在傳統飲食下是以葡萄糖作為主要能量，以下就為各位朋友們介紹，在生酮或低醣（高蛋白）的飲食框架下，可能會遇到的狀況：

生酮飲食

碳水化合物每日約 25-50 公克或是少於占熱量比例 10%，極低占比的碳水化合物，營養注意事項是轉換期間大腦賴以作能量的葡萄糖會不足，部分朋友會因此有睡眠的障礙。

另外，轉換期間如果攝取過多咖啡因，會造成低血糖反應，引起身體對碳水化合物的渴望，如果身體開始攝取碳水化合物，就會恢復原狀，但是生酮效應將會被中斷。

低醣（高蛋白）飲食

碳水化合物每日少於 130 公克或是少於占熱量比例 26%，相較於生酮飲食風險較低，飲食攝取上需要補充足量水分、膳食纖維，避免便秘發生，以及代謝蛋白質消化後產生的氨累積體內造成健康損害。

營養師提醒並非每個人都適合進行生酮飲食，如果想要進行生酮飲食及正在進行生酮飲食的朋友，請務必找專業的醫療人員，作好完整的身體評估，規畫安全且適合自己的生酮飲食。

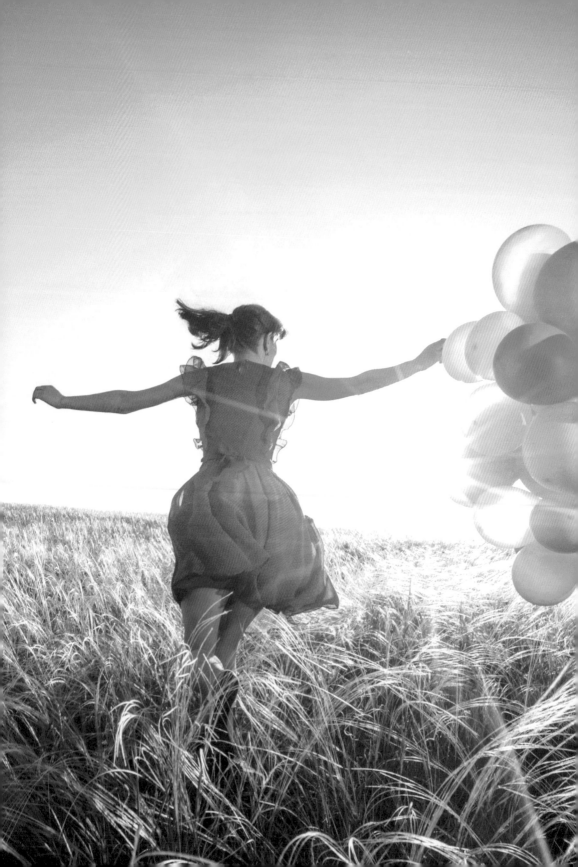

常熬夜食譜

熬夜的朋友會造成維生素 B 群的過度損耗，皮膚狀況也會因為熬夜而流失水分，甚至缺乏光澤，所以為了迅速恢復精神，必須補充維生素 B 群、水分、維生素 C、優質蛋白質…等，熬夜後可能會有食慾不振的狀況，所以早餐安排容易消化入口的五穀雜糧粥，而當熬夜時刻嘴饞想吃或是真的肚子餓，也要挑選好消化的食物喔！

	Day1	Day2	Day3
早餐	· 蘿蔔南瓜粥一碗 · 水煮蛋一顆 · 豆漿一杯	· 紅藜麥雜糧粥一碗 · 水煮蛋一顆 · 牛奶一杯	· 藕粉麥片糕一份 · 炒蛋一顆 · 鮮蔬奇異果汁一杯
午餐	· 橄欖油嫩煎鮭魚一份 · 糙米飯一碗 · 黃耆糖心蛋一份 · 燙青菜一份 · 蜂蜜檸檬汁一杯	· 眷村香滷牛腱心一份 · 糙米飯一碗 · 甜椒沙拉盅一份 · 燙青菜一份	· 泰式檸檬鱈魚一份 · 糙米飯一碗 · 馬茲瑞拉起司蕃茄一份 · 涼拌花椰菜一份
晚餐	· 醬燒雞肉一份 · 五穀雜糧飯一碗 · 起士豆腐番茄塔一份	· 彩虹火雞肉沙拉一份 · 京醬肉絲一份 · 十穀紫米飯一碗 · 鮭魚豆腐味噌湯一碗	· 清炒鮮蔬里肌一份 · 五穀雜糧飯一碗 · 薑絲牛肉湯一碗
宵夜	· 藍莓香蕉優格果昔一杯	· 印度薑黃奶茶一杯	· 香蕉可可飲一杯

* 每人每天建議攝取熱量依照年齡、身高、體重、每日活動量以及性別會有所不同；依據衛生福利部國民健康署國人膳食營養素參考攝取量，在 19~50 歲之間，男性每日攝取熱量約 1850~2650 大卡，而女性每日攝取熱量約 1450~2100 大卡。

晨型族食譜

晨起一族的朋友，難得有早上的一段靜謐時光可以使用，在這段時間為了讓思緒靈敏及讓身體機能盡可能短時間內，恢復正常運作，建議可以補充優質蛋白質或是溫暖的湯品，藉此提升身體深層溫度，因為早上剛起床通常是身體溫度的低點，剛好透過食物將身體喚醒喔！也因為晨型族，早餐與午餐之間間隔較久，因此，可以補充個點心，維持身體活力。

	Day1	Day2	Day3
早餐	· 香蕉雜糧鬆餅一份 · 雞胸肉沙拉一份 · 咖啡一杯	· 酪梨烤蛋一份 · 雜糧餐包一個 · 水果優格一份 · 溫牛奶一杯	· 起士蔬菜歐姆蛋一份 · 綜合莓果昔一杯 · 燕麥優格一份
午餐	· 藍莓優格一份 · 奇異果一顆	· 可可燕麥飲一杯 · 香蕉一根	· 蘋果一顆
晚餐	· 豬里肌燒南瓜一份 · 蘿蔔葉炒彩椒一份 · 糙米飯一碗	· 番茄牛肉麵一份 · 薑絲海帶一份 · 燙青菜一份	· 咖哩牛肉一份 · 糙米飯一碗 · 堅果蔬菜沙拉一份
宵夜	· 蔬菜咖哩雞肉一份 · 十穀紫米飯一碗 · 芭樂一份	· 黑胡椒牛柳一份 · 糙米飯一碗 · 皮蛋豆腐一份 · 培根炒高麗菜一份	· 番茄雞肉沙嗲一份 · 藜麥雜糧飯一碗 · 彩椒蝦仁一份 · 清炒芥蘭菜一份

* 每人每天建議攝取熱量依照年齡、身高、體重、每日活動量以及性別會有所不同；依據衛生福利部國民健康署國人膳食營養素參考攝取量，在 19~50 歲之間，男性每日攝取熱量約 1850~2650 大卡，而女性每日攝取熱量約 1450~2100 大卡。

調時差食譜

面對時差有 6 小時以上的國家，出發前可以先自主調整生理時鐘 3 小時左右，以利到達目的地之後的時差適應，並且避免飛機上攝取過量咖啡因的食物影響到入境當天的睡眠品質，到達目的地建議依照當地時間用餐，生理時鐘會逐漸依照當地用餐的時間，開始有慣性的節奏，晚餐可以吃提升體溫的食物、鍋物，讓體溫升高後，透過散熱開始降低，招來睡意。

以法國旅行為例：

	Day1	Day2	Day3
早餐	· 火雞肉三明治一份 · 水煮蛋一顆 · 咖啡一杯 · 香橙優格一份	· 牛肉起士可頌一份 · 水煮蛋一顆 · 牛奶一杯 · 水果丁優格一份	· 火腿起士三明治一份 · 炒蛋一顆 · 紅茶一杯 · 蘋果優格一份
午餐	· 番茄通心粉一份 · 鮭魚鮮蔬沙拉一碗 · 韃靼牛肉一份 · 咖啡一杯	· 紅酒燉牛肉一份 · 野米蔬果沙拉一碗 · 大蒜麵包一份 · 咖啡一杯	· 油封鴨一份 · 奶油馬鈴薯一份 · 凱薩沙拉一份 · 咖啡一杯
晚餐	· 野莓可麗餅一份	· 法式鹹派一份 · 綜合蔬果昔一杯	· 新鮮水果鬆餅一份
宵夜	· 火上鍋一份 · 雜糧法國麵包一份 · 法式燉菜一份	· 辣味淡菜一份 · 雜糧法國麵包一份 · 紅酒醋蔬果沙拉一份	· 馬賽魚湯一碗 · 雜糧法國麵包一份 · 番茄起士一份

* 每人每天建議攝取熱量依照年齡、身高、體重、每日活動量以及性別會有所不同；依據衛生福利部國民健康署國人膳食營養素參考攝取量，在 19~50 歲之間，男性每日攝取熱量約 1850~2650 大卡，而女性每日攝取熱量約 1450~2100 大卡。

國家圖書館出版品預行編目資料

吃出好睡眠：好好睏！營養師量身訂做的紓壓
助眠飲食/陳小薇著 .-- 初版 . -- 臺北市：創意
市集出版：城邦文化發行, 民 107.08 面；　公
分 . -- (創意市集)

　ISBN 978-957-9199-13-1(平裝)
　1. 失眠症 2. 食療 3. 食譜

　415.943　　　　　　　　　　　　107008358

【2AF714】

吃出好睡眠
好好睏！營養師量身訂做的紓壓助眠飲食

作者 陳小薇／編輯 單春蘭／特約美編 江麗姿／封面設計 Melody ／行銷企劃 辛政遠／行銷專員 楊惠潔／總編輯 姚蜀芸／副社長 黃錫鉉／總經理 吳濱伶／發行人 何飛鵬／出版 創意市集／發行 城邦文化事業股份有限公司／歡迎光臨城邦讀書花園網址：www.cite.com.tw ／香港發行所 城邦（香港）出版集團有限公司／香港灣仔駱克道 193 號東超商業中心 1 樓／電話：(852) 25086231 傳真：(852) 25789337／ E-mail：hkcite@biznetvigator.com ／馬新發行所 城邦 (馬新) 出版集團／ Cite (M) Sdn Bhd 41, Jalan Radin Anum, Bandar Baru Sri Petaling, 57000 Kuala Lumpur,Malaysia. ／ Tel：(603) 90578822／ Fax：(603) 90576622 ／ Email：cite@cite.com.my ／印刷／凱林彩印股份有限公司／ 2018 年（民107）8 月初版一刷 Printed in Taiwan. ／定價 300 元

若書籍外觀有破損、缺頁、裝訂錯誤等不完整現象，想要換書、退書，或您有大量購書的需求服務，都請與客服中心聯繫。

客戶服務中心／ 10483 台北市中山區民生東路二段 141 號 B1 ／服務電話 （02）2500-7718、（02）2500-7719

服務時間／周一至周五 9：30 ～ 18：00 ／ 24 小時傳真專線（02）2500-1990 ～ 3 ／
E-mail：service@readingclub.com.tw

※ 詢問書籍問題前，請註明您所購買的書名及書號，以及在哪一頁有問題，以便我們能加快處理速度為您服務。

※ 我們的回答範圍，恕僅限書籍本身問題及內容撰寫不清楚的地方，關於軟體、硬體本身的問題及衍生的操作狀況，請向 原廠商洽詢處理。

※ 廠商合作、作者投稿、讀者意見回饋，請至
　FB 粉絲團‧http://www.facebook.com/InnoFair
　Email 信箱‧ifbook@hmg.com.tw